Smoothie fit

Katja Lührs & Beate Förster

Smoothie fit

Vitalstoff-Cocktails für Wohlbefinden
und Idealgewicht – ein Leben lang

HANS-NIETSCH-VERLAG

© Hans-Nietsch-Verlag 2013
Alle Rechte vorbehalten.
Nachdruck, auch auszugsweise, nur mit ausdrücklicher Genehmigung des Verlages gestattet.

Lektorat: Dirk Grosser, Martina Klose
Korrektorat: Ute Orth, Petra Zwerenz
Cover-Design nach einer Idee von Katja Lührs
Fotos: shutterstock, Manuela Liebler, Beate Förster, Max Vadukul
Druck: Dimograf Druckerei GmbH, Bielsko-Biała/Polen

Hans-Nietsch-Verlag
Am Himmelreich 7
79312 Emmendingen

www.nietsch.de
info@nietsch.de

ISBN 978-3-86264-243-4

Dank

Danke allen Wegbereitern und Vordenkern der vegetarischen, veganen Bewegung sowie des Umwelt- und Tierschutzes. Diese bewusst lebenden Menschen inspirierten uns mit ihren Gedanken und ihrer Tatkraft sowie ihrem Motto „Leben und leben lassen" die Bücher *Viva Veggie* und *Smoothie fit* zu schreiben. Dazu gehören Persönlichkeiten wie Albert Einstein, Physik-Nobelpreis 1921, der gesagt haben soll: „Rein durch ihre physische Wirkung auf das menschliche Temperament würde die vegetarische Lebensweise das Schicksal der Menschheit äußerst positiv beeinflussen können", oder Albert Schweitzer, Theologe und Missionsarzt, der sagte: „Tierschutz ist Erziehung zur Menschlichkeit."

Danken möchten wir allen, die uns auf dem Weg zu *Smoothie fit* begleitet haben. Ganz besonders Herrn Dr. med. Ruediger Dahlke für sein engagiertes Vorwort und Barbara Rütting, der Grande Dame des Tierschutzes. Weiter unserem Verleger, Hans Nietsch, der mit seinem freien Geist ermöglicht hat, dieses Buch mit seinen Gesundheits- und Tierschutzaspekten auf den Weg zu bringen. Der Lektorin Martina Klose, die auch schon das Buch *Viva Veggie* begleitet hat. Christian Salm für den Slogan: Sei human, leb vegan. Und zum Schluss möchten wir Ihnen, liebe Leserinnen und Leser, ganz persönlich danken, denn Sie halten unser Buch jetzt in Ihren Händen. Wir wünschen Ihnen Gesundheit, Liebe, Glück und Zufriedenheit! Viel Spaß beim Lesen! Gutes Gelingen Ihrer Smoothies und lassen Sie sich durch Ihre eigene Kreativität und Fantasie anregen!

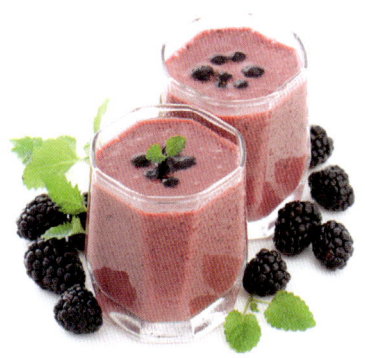

Inhalt

Teil 2: Und nun zur Praxis – Köstliche Rezepte für jeden Tag

Vorwort von
Dr. med. Ruediger Dahlke

Gern stelle ich dieser im wahrsten Sinne des Wortes wundervollen Sammlung von Smoothie-Rezepten meine Worte voran und gebe ihr zwei von unseren Smoothie-Kreationen aus *TamanGa* mit auf den Weg.

Grün war für mich durch meinen Bezug zu Mutter Natur immer eine zauberhafte Farbe. Und so war ich, als ich vor Jahren erstmals durch ihre Entdeckerin Victoria Boutenko von den grünen Smoothies erfuhr, sofort Feuer und Flamme. Der grüne Zaubertrank erinnerte mich an Hildegard von Bingen und ihre Vorstellung der *Viriditas*, der Grün- oder Lebenskraft, und daran, dass ich jeden Frühling in den Wald strebte, um das durch die frischen Buchentriebe hellgrün gefilterte Sonnenlicht zu genießen.

Pflanzen nehmen das rote Licht aus dem Spektrum des weißen Sonnenlichtes in sich auf und lassen nur das reine Grün und die Grünkraft übrig. Allein schon dieses Grün nur anzuschauen, ist nach der heiligen Hildegard von Bingen eine wundervolle tägliche Meditation. In *TamanGa* haben wir das große Glück eines uralten sehr hohen Buchenwaldes, der den Charakter eines Domes hat. In ihm zu sein tut uns allen immer wieder spürbar gut.

Diese Grünkraft zu trinken, wie die Autorinnen Katja Lührs und Beate Förster so engagiert anregen, geht noch einen Schritt weiter. Vor allem, weil die richtige Zubereitung des grünen Zaubertranks ihn nicht nur so angenehm cremig macht, sondern die ganze Kraft des Chlorophylls für die Verwertung in unseren Körpern aufschließt. Die Pflanzenwelt ist im Wesentlichen grün durch den intensiven Farbstoff Chlorophyll, der eine Art Blut der Pflanzen ist. Tatsächlich gibt es biochemisch einige Parallelen zu unserem Blut, die so weit gehen, dass Chlorophyll im menschlichen Körper ganz konkret die Blutbildung und die Eisenaufnahme fördert. Im Molekül-Zentrum des Chlorophylls steht – statt Eisen wie beim menschlichen Blut – ein Magnesium-Atom. Magnesium ist für sich schon ein wundervolles Mittel für unsere Nerven.

Fast alles auf diesem Planeten nimmt Sonnenlicht auf. Auch wir Menschen brauchen es mehr als wir bisher dachten und wussten. In der Haut bilden wir daraus etwa Vitamin D, das längst nicht nur für die Knochen, sondern für viele weitere

Bereiche unserer Gesundheit von zentraler Bedeutung ist. Inzwischen wissen wir, wie wichtig es zur Verhinderung von Krebs und bei dessen Therapie ist.

Das Blut der Pflanzen ist die einzige uns bekannte natürliche Substanz, die durch Fotosynthese Sonnenlicht umwandeln und speichern kann und so Leben auf unserem Heimatplaneten möglich macht.

Pflanzen brauchen das archetypisch männliche, dem Feuerelement zugeordnete Licht der Sonne und das archetypisch weibliche Seelenelement Wasser. Sie ziehen Stickstoff, Phosphor und andere Elemente aus der weiblichen Erde sowie Kohlenstoff aus der archetypisch männlichen Luft. Pflanzen stellen also immer eine Vier-Elemente-Ernährung dar. Das Chlorophyll ist der Zauberstoff in dieser Elemente-Mischung und macht die aus den Pflanzen zubereiteten Smoothies zu solch einem Geschenk. Unsere Vorfahren haben seit Hunderttausenden Jahren als Jäger und Sammler grüne Pflanzen gegessen und damit in einem uns heute verloren gegangenen Ausmaß ihre Gesundheit gefördert.

Natürlich sind grüne Pflanzen als Anfang der Nahrungskette auch die ursprünglichsten Energielieferanten. Die Autorinnen verweisen mit Recht darauf, dass die stärksten Tiere wie Gorillas und Elefanten davon wundervoll leben und weder an Energie- noch Kraft- beziehungsweise Muskelmangel leiden. Auch insofern sind Smoothies eine vollkommene Nahrung. Grüne Pflanzen nähren letztlich alles Leben auf dieser Erde, von den winzigsten Tieren bis zu uns Menschen, und geben ihnen und uns Kraft.

Obendrein stellen sie – über Fotosynthese – auch jenes noch entscheidendere Lebenselixier her, das Leben auf unserem Planeten erst ermöglicht: Sauerstoff.

Chlorophyll hat aber darüber hinaus weitere zauberhafte Wirkungen, wie inzwischen sogar die Schulmedizin herausfindet. Neue Forschungen ergeben, dass sein Abbauprodukt Chlorophyllin sogar die Entstehung von Krebs hemmen kann. Auch scheint die Erbsubstanz der DNS durch das grüne Blut der Pflanzen vor der Anlagerung von krebserregenden Substanzen geschützt zu werden. Chlorophyll hemmt nach einer Studie Darmkrebs im Sinne eines Zytostatikums und mildert obendrein die Nebenwirkungen von schulmedizinischen Chemotherapeutika. Das macht Smoothies auch zur idealen Begleitung schulmedizinischer (Krebs-)Therapien.

Aber Chlorophyll kann noch so viel mehr … Bereits seit hundert Jahren wissen wir, dass bei entsprechendem Mangel zugeführtes Eisen durch Essen chlorophyllhaltiger Lebensmittel deutlich besser vom Körper aufgenommen werden kann. Die Anzahl der roten Blutkörperchen und die Menge des Hämoglobins nehmen rascher zu, das heißt, der Körper kann im Beisein von Chlorophyll Sauerstoff besser aufnehmen.

Forschungen belegen darüber hinaus, wie der grüne Pflanzenfarbstoff Entzündungen hemmt, was natürlich auch durch die entsäuernde Wirkung jedweder Pflanzennahrung geschieht. Alles entzündliche Geschehen wird durch Übersäuerung gefördert. Im Gegensatz dazu verhilft – wie wir schon vielfach in *TamanGa* erleben durften – „Peace Food" zu einer Entsäuerung und geschmeidig fließenden Bewegungen. Bei Yoga, Tai-Chi und Qigong zeigt sich das besonders deutlich.

Weniger wissenschaftlich, dafür aber umso angenehmer, zeigt sich die Anregung der Verdauung. Häufige Darmentleerungen sind aber ein entscheidender Punkt, was Entgiftung und Entschlackung betrifft. Das ist einer von vielen Gründen, weshalb ich auf tägliche Smoothies bei meinen Fasten-Seminaren nicht mehr verzichten möchte.

Die Wissenschaft wiederum weiß, dass Chlorophyll auch als Chelat-Bildner, der Schwermetalle zu binden vermag, die Entgiftung über das Nieren-Blasen-System fördert. Ein indirekter Beleg für die Verbesserung der Verdauung ist das Nachlassen von Mundgeruch durch regelmäßigen Genuss von chlorophyllreichen Smoothies. Mundgeruch kann ein Zeichen für eine schlechte Verdauung der Nahrung sein. Im traditionellen Ayurveda geht man davon aus, der gesunde Mensch dufte nach der zuletzt genossenen Frucht. Smoothies sind eine Hilfe auf dem Weg dorthin.

Prof. Fritz-Albert Popp hält Menschen für „Lichtsäuger". Da Pflanzen aus gespeichertem Sonnenlicht bestehen, nehmen wir über sie indirekt Licht auf. Und nach Popp enthält Licht Informationen in Gestalt von Biophotonen. Insofern liefern Pflanzen Lichtinformation direkt von der Sonne, unserem Zentralgestirn und Symbol der Mitte. Das macht sie – in meinen Augen – zu wirklichen *Lebensmitteln*, die inzwischen im scharfen Gegensatz zu moderner Nahrung stehen. Mit Smoothies trinken wir folglich Informationen der Sonne und Mitte, die uns – nach meinem Eindruck – auch mit unserer Mitte verbinden und unsere positive Ausstrahlung fördern.

Kein Wunder, dass grüne Smoothies ausgeglichener und entspannter leben lassen. Das mag seelisch an der Farbe Grün liegen, die für Hoffnung und Harmonie, Wachstum und Entwicklung steht, aber sicher ebenso an den verschiedenen gesunden Vitalstoffen, die darin enthalten sind und mithilfe moderner Mixtechnik für uns aufgeschlossen werden.

Eine weitere Gesundheitsquelle in Smoothies ist ihr Reichtum an Enzymen. Diese sind Proteine und bestehen folglich aus Aminosäuren, die normalerweise im

Magen durch dessen Salzsäure denaturiert werden. Da Smoothies aber Getränke sind, die auf der Magenstraße schnell weitertransportiert werden, entgehen sie wie andere Flüssigkeiten auch diesem Schicksal. Hier mag eines der besonderen Wirkgeheimnisse der grünen Lebenselixiere liegen, dass sie ihre Inhaltsstoffe auf diesem schnellen Weg sehr direkt in den Darm bringen, wo sie problemlos aufgenommen werden. Sie sind flüssige Rohkost, die ihren wertvollen Inhalt direkt über den Darm ins Blut vermittelt.

Was die Ernährung insgesamt angeht, lassen beide Autorinnen keinen Zweifel an ihrer Bevorzugung vollwertiger Pflanzenkost, wie sie sich heute wissenschaftlich bestätigt anbietet. Insofern sind Smoothies auch wundervolle Ergänzung jener auch von mir propagierten vollwertigen Pflanzenkost, die ich bewusst „Peace Food" nenne. Denn sie ist in idealer Weise geeignet, inneren Frieden zu schaffen, der die einzige sichere Basis äußeren Friedens ist. So halte ich Smoothies für das Getränk einer neuen bewussteren Zeit, die Nachhaltigkeit und Geschmack gleichermaßen im Auge hat.

In der Ernährungspyramide für gesunde vegane Ernährung spielt der grüne Zaubertrank ebenfalls eine wichtige Rolle, weil er die untere Ebene und damit die Basis stärkt, indem er viele grüne Blätter ins Spiel des Lebens bringt. Dadurch werden manche Probleme von vornherein vermieden. Victoria Boutenko, die Begründerin der Smoothie-Welle, die ja selbst nicht nur Veganerin, sondern Rohköstlerin ist, bekennt in ihrer jüngsten Publikation, wie negativ sich der bei Rohköstlern häufige Mangel an Omega-3-Fettsäuren im Verhältnis zu Omega-6-Überschuss auf das Lebensgefühl auswirkt. Dieses Missverhältnis tritt vor allem auch bei Alles-Essern auf, die Fleisch von Tieren essen, die kaum noch grünes Gras, aber große Mengen an Saaten wie Mais bekommen. Aber es wird auch zum Problem jener vielen Rohköstler, die zu viel Nüsse und Samen, verglichen mit grünen Blättern und Leinöl, zu sich nehmen. Grüne Smoothies liefern hier die einfachste und wohlschmeckendste Alternative und tragen zur Basisernährung aller Pflanzenköstler bei.

Natürlich sind Smoothies Rohkost und können somit auch die positiven Ergebnisse, die für diese – richtig durchgeführte – Kost erhoben wurden, für sich in Anspruch nehmen. Bereits 1990 ergab eine deutsche Studie, wie sehr Rohkost unser Immunsystem fördert und nachweislich entzündungshemmend und antiallergisch wirkt. Schon damals gab es auch Hinweise auf Schutz vor Tumoren.

Der häufig gestörte Säure-Basen-Haushalt moderner Menschen lässt sich ebenfalls durch Smoothies verbessern, weil sie natürlich basisch wirken. Pflanzliche

Lebensmittel wie (Blatt-)Gemüse, Kräuter und Früchte können durch ihre organisch gebundenen Mineralstoffe sogar überschüssige Säuren abpuffern beziehungsweise neutralisieren. Wobei sie dann natürlich in eine vollwertig pflanzliche Ernährung eingepasst sein sollten. Eine aminosäurenreiche Ernährung mit tierischen Produkten ist dagegen säurebildend und Quelle vielfältiger Probleme und körperlicher Symptome. Hier liegt wahrscheinlich auch eines der Hauptprobleme von Milch und Milchprodukten, die stark säuernd für jene Osteoporose sorgen, die sie – laut Schulmedizin – eigentlich verhindern sollten.

All das mag andeuten, wie sehr der grüne Zaubertrank dem modernen Leben zugutekommt. Mit ihm gelingt es sogar leicht, abzunehmen und das Wohlfühlgewicht zu halten. Denn er liefert neben den vielen Vital- auch eine Fülle an Ballaststoffen – viel mehr als Säfte, da bei der Herstellung eines guten Smoothies die ganzen, frischen Früchte und (Blatt-)Gemüse – oft mit Schale – verwendet werden. Ballaststoffe aber fördern das Sättigungsgefühl. Die Kette der Vorteile ließe sich noch fast beliebig verlängern.

Aber wichtiger erscheint mir noch, darauf hinzuweisen, dass Essen nicht nur gesund sein, sondern auch schmecken muss, wenn es auf Dauer eine Chance haben soll, in unseren Alltag integriert zu werden. Und die cremigen Smoothies können köstliche Geschmackserlebnisse vermitteln, während sie gleichzeitig der Gesundheit dienen. Den Aspekt des Genusses sollten wir nie unterschätzen. Wenn es gelingt, für gesunden Genuss zu sorgen, ist vieles gewonnen. In dieser Hinsicht ist auch mein Lieblings-Smoothie in diesem Buch zu sehen, der tatsächlich rot ist und eine süße Geschmackskomponente ins Leben bringt, die mit ihrer belebenden Röte neben der Grünkraft von großer Bedeutung für unser Wohlbefinden ist.

Die Kreation von Catherine und Denis, den *TamanGa*-Köchen, zeigt dagegen, wie breit das Spektrum der Geschmacksrichtungen im Reich der Smoothies ist, das von bitter-herb-gesund über süß bis zu kunstvollen Kompositionen einer verfeinerten Küche reicht und Geschmackserlebnisse vermittelt, wie wir sie sonst nur vom Wein kennen. Smoothies können ebenso verfeinert werden und außerordentlich schmecken. Wenn feiner Genuss so gesund ist, können wir es uns auf allen Ebenen gut gehen lassen.

TamanGa, im Juni 2013
Dr. med. Ruediger Dahlke

Vorwort der Autorinnen

„Nichts ist so stark wie eine Idee, deren Zeit gekommen ist."
Victor Hugo

Zu Beginn eines jeden neuen Jahres wünschen sich die meisten Menschen rund um den Globus vor allem eins: Gesundheit! Die Gesundheit steht an erster Stelle aller Wünsche – noch vor Liebe, Glück, Zufriedenheit und Erfolg. Tatsächlich gibt es nur eine Gesundheit, aber viele Krankheiten. Doch nur der Wunsch allein macht uns noch nicht gesund, man muss sich vielmehr wirklich entscheiden, vital und fit zu werden oder zu bleiben. Darauf folgen die Taten: Der Weg zum Gewünschten muss umgesetzt und realisiert werden, um jeden Tag gesünder zu leben. Stellen wir unsere Ernährung um, helfen wir unserem Körper, seine Selbstheilungskräfte zu entfalten, und können Krankheitsprozesse stoppen. Denn eine unausgewogene Ernährung und ein ebensolcher Lebensstil sind häufig die Ursachen für gesundheitliche Beschwerden. Machen wir uns bewusst: Wir haben nur einen Körper und dieser ist der Tempel unserer Seele. Teresa von Avila sagte: „Lasst uns gut sein zum Körper, damit die Seele gern in ihm wohne."

Der Wunsch, „gesünder zu leben", geht oft mit dem Entschluss einher, auf tierisches Eiweiß zu verzichten. So habe ich – Katja Lührs – mich mit der pflanzenbasierten Ernährung von Rheuma und Magengeschwüren befreit. Da mein Körper übersäuert war, hatte mir ein Arzt vor etwa 26 Jahren geraten, tierische Produkte vom Speiseplan zu streichen. Mein Lebenspartner, der sich schon damals vegetarisch ernährte, war mir zudem ein Vorbild und unterstützte mich bei meiner Ernährungsumstellung. Vor drei Jahren ging ich noch einen Schritt weiter und ernähre mich seitdem vegan. Die rein pflanzliche Kost hat mein Wohlbefinden und meine Vitalität noch mehr gesteigert. Mein Motto lautet: „Kann es etwas Besseres geben, als gesund und fit zu sein?"

Auch ich – Beate Förster – ernährte mich seit Jahrzehnten, um genau zu sein seit dem Teenageralter, vegetarisch und bin vor etwa drei Jahren auf die rein pflanzliche Kost umgestiegen. Die pflanzliche Ernährung ist für mich ebenfalls eine Basis meiner Gesundheit. Damit schütze ich mich vor Zivilisationskrankheiten und ermögliche meinem Körper, lange jung zu bleiben. Eine kleine Sache gilt es zu bedenken: Bei der rein pflanzlichen Kost sollte man auf seinen Vitamin-B_{12}-Spiegel achten.

Wir nehmen täglich eine Vitamin-B_{12}-Tablette zu unserer pflanzlichen Nahrung, die uns so einzigartige gesundheitliche Vorteile schenkt wie sonst keine Kost.

Wie gesund wir sind – das haben wir größtenteils selbst in der Hand. Vorsorge und Eigenverantwortung sind die Schlüssel, damit wir fit bleiben und uns wohlfühlen. Mit einer ausgewogenen Ernährung, ausreichend Bewegung und Entspannung kann das leicht gelingen. Grundsätzlich wird die pflanzliche Ernährung heute allgemein als gesund angesehen, denn sie kann das Risiko für Zivilisationskrankheiten wie Herz-Kreislauf-Erkrankungen, Krebs, Übergewicht, Diabetes, Rheuma und Gicht senken. Diese Ansicht, die weltweit durch etliche Studien belegt ist, vertreten viele Ärzte und Ernährungswissenschaftler. Die Werte des Blutdrucks und des Blutcholesterinspiegels der Menschen, die sich pflanzlich ernähren, sind meist im optimalen Bereich. So ist die pflanzliche Ernährung mit ihren Vitalstoffen ein wesentlicher Baustein für die Gesundheit. Das selbstständige Zubereiten der Nahrung gehört genauso zu einer ausgewogenen Ernährung. Man kann mit Früchten, Salaten, Kräutern, Gemüsesorten und Gewürzen experimentierten. Zugleich lernt man, auf Geschmack und Wertigkeit der Nahrung neu zu achten. Dabei leisten grüne Smoothies einen wesentlichen Beitrag, um fit und vital zu bleiben oder zu werden. Wer sie regelmäßig trinkt, kann damit seine Gesundheit verbessern. Diese Lebenselixiere enthalten Vitamine, Mineralstoffe, Spurenelemente, Enzyme, Antioxidantien und Ballaststoffe – all das, was der menschliche Körper braucht. Auch aufgrund des Chlorophylls – das in den grünen Salaten, (Blatt-)Gemüsen und Kräutern enthalten ist – wird ihnen eine gesundheitsfördernde Wirkung zugesprochen. Noch mehr Erkenntnisse über die heilsamen Aspekte der Smoothies wird die Wissenschaft wahrscheinlich in den kommenden Jahren gewinnen. Möglicherweise werden die Wirkungen beispielsweise des Chlorophylls – das Sonnenlichts in Materie verwandelt – und der Vitalstoffe noch genauer erforscht. Maßvoller Aufenthalt im Sonnenlicht sowie positive Gedanken unterstützen allgemein die gesundheitsfördernde Wirkung der Nahrung. Denn neben der Ernährung ist die Seele von entscheidender Bedeutung für die Gesundheit. Sie gilt es ebenso in einem gesunden und ganzheitlichen Lebensstil zu berücksichtigen. Und prinzipiell hat nach wie vor der Leitsatz des griechischen Arztes Hippokrates Gültigkeit: „Eure Nahrungsmittel sollten Heilmittel und eure Heilmittel sollten Nahrungsmittel sein.

Im Grunde haben die Menschen und ihre Vorfahren seit Hunderttausenden von Jahren pflanzenbasiert gegessen. Schon der griechische Philosoph Sokrates kannte im 5. Jahrhundert v. Chr. die Vorteile einer vegetarischen Ernährung – ebenso wie das Universalgenie Leonardo da Vinci im 15. Jahrhundert. Das „Who is Who" der Vegetarier und Veganer reicht weit – von Albert Einstein und Albert Schweitzer über Franz von Assisi, Wilhelm Busch, Mahatma Gandhi, Paul McCartney, Martina Navratilova und Platon bis hin zu Richard Wagner ... und vielen anderen mehr. Albert Einstein soll gesagt haben: „Nichts wird die Gesundheit der Menschen und die Chance auf ein Überleben auf der Erde so steigern wie der Schritt zur vegetarischen Ernährung." Wenn er heutzutage leben und über neue Erkenntnisse verfügen würde, hätte er sich möglicherweise auch für die rein pflanzliche Ernährung ausgesprochen.

Neu am Lebensmodell vor allem junger Veganer ist der Spaßfaktor. Strenger Verzicht ist out, Genuss ist in. Die junge Generation verbindet genussvolles Essen mit ethischen Werten – Ressourcen schonen, den Regenwald und das Klima schützen und vor allem Tiere als Lebewesen achten. Sie folgen sozusagen der Maxime: „Sei human, leb vegan." Dabei geht es vielen auch um die Frage, wie wir Menschen mit empfindungsfähigen Geschöpfen umgehen. In unserer Wunschvorstellung werden Tiere als Lebewesen respektiert. Tiere leben zu lassen und sie achtsam zu behandeln ist ein kleiner Beitrag in dieser Welt, in der das Motto gilt: „Ich bin Leben, das leben will inmitten von Leben, das leben will", wie es der Arzt Albert Schweitzer formulierte. Jeden Tag bieten sich uns Menschen Möglichkeiten, Entscheidungen zu treffen. Dagegen haben Tiere aufgrund ihres instinktgeprägten Verhaltens kaum eine Wahl. Ein Blick in die Augen der Kühe, der Pferde oder anderer Tiere lässt uns deren Seele und Lebenswillen erkennen. Gleichzeitig sehen wir ihre Schönheit. Zudem ist jeder gefragt, seinen Beitrag zum Erhalt dieser Welt zu leisten und – auch im Interesse der Welternährung – schonend mit den Ressourcen dieser Erde umzugehen. Verändern wir unsere Gesellschaft durch Bewusstheit, Achtsamkeit und Mitgefühl, dann hört das unnötige Leiden der Tiere auf. Machen wir uns bewusst, dass unsere Zukunft ebenfalls davon abhängt, wie wir heute leben. Wenn wir unser Leben verändern, zeigen wir anderen, dass eine Zukunft möglich ist. Hören Sie auf Ihr Herz, denn es verfügt über eine Form der Vernunft, die Ihr Verstand manchmal nicht begreifen kann.

Katja Lührs & Beate Förster
Im Sommer 2013

TEIL 1

Das sollten Sie wissen

Zur Theorie rund um das Thema „Smoothies"

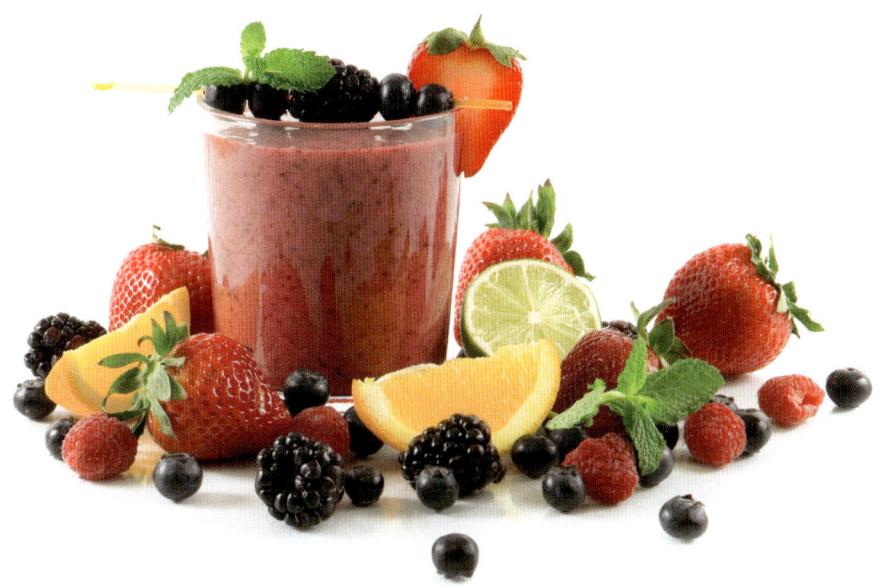

Die richtige Ernährung
für ein gesundes, langes Leben

Die Nahrung ist eine grundlegende Säule der Gesundheit. Lebensmittel bieten Genuss und können die Vitalität und das Wohlbefinden steigern, da die lebenserhaltenden Stoffwechselprozesse optimal ablaufen, wenn der Körper genügend Vital- und Nährstoffe erhält. Eine pflanzliche Ernährung mit Smoothies bietet dabei viele Vorteile. Sie liefert dem Körper viele Vitamine, Mineralien, Ballast- und sekundäre Pflanzenstoffe, die für die Gesundheit und das Wohlergehen bedeutsam sind.

Gleichzeitig dienen die Hauptnährstoffe – die Proteine, Kohlenhydrate und Fette – in unterschiedlicher Art und Weise als Energiequellen. Kohlenhydrate und Fette stellen vorwiegend die Energie für die Bewegung und die Körpertemperatur – quasi die Heizung – bereit. Gleichzeitig werden Proteine zum Beispiel für Enzyme zur Regulierung des Stoffwechsels, für das Immunsystem sowie die Bildung von Gewebe und dessen Reparatur gebraucht. Alle essenziellen Aminosäuren – die Bausteine der Proteine – sind in Pflanzen enthalten. Deshalb können vegane Lebensmittel in geeigneten Kombinationen den Organismus des Menschen ausreichend mit Aminosäuren versorgen.[1]

Bei der Zusammenstellung des Speiseplans ist es empfehlenswert, sich an der sechsstufigen Ernährungspyramide für Veganer zu orientieren, die Ernährungswissenschaftler entwickelt haben. Sie bietet eine Übersicht, wie die Ernährung ideal zusammengestellt werden kann: Das Element Wasser auf der untersten Ebene bedeutet, dass es günstig ist, viel Wasser zu trinken, weil es den Stoffwechsel „in Fluss" hält. Gleichzeitig ist es erlaubt, Gemüse, Salate und grünes Blattgemüse sowie Obst – auf der zweiten Ebene – in solchen Mengen zu essen, dass sich dadurch ein Sättigungsgefühl einstellt. Dabei sollten das Gemüse, die grünen Blattgemüse und die Salate den größeren Anteil in der Ernährung ausmachen. Denn übermäßig große Mengen an Früchten mit ihrem Fruchtzucker sind ebenfalls zu meiden, da sie sich ungünstig auf den Stoffwechsel auswirken. Bestandteil einer abwechslungsreichen Ernährung können auch Kartoffeln, Reis, Getreide sowie Brot sein – auf der dritten Ebene –, gefolgt von Nüssen, Hülsenfrüchten, Soja – auf der vierten Ebene. Wichtig ist auch die Zufuhr von Vitamin B_{12}, zum Beispiel in Form von Vitamin-B_{12}-haltigen Drinks oder Nahrungsergänzungsmitteln – am besten

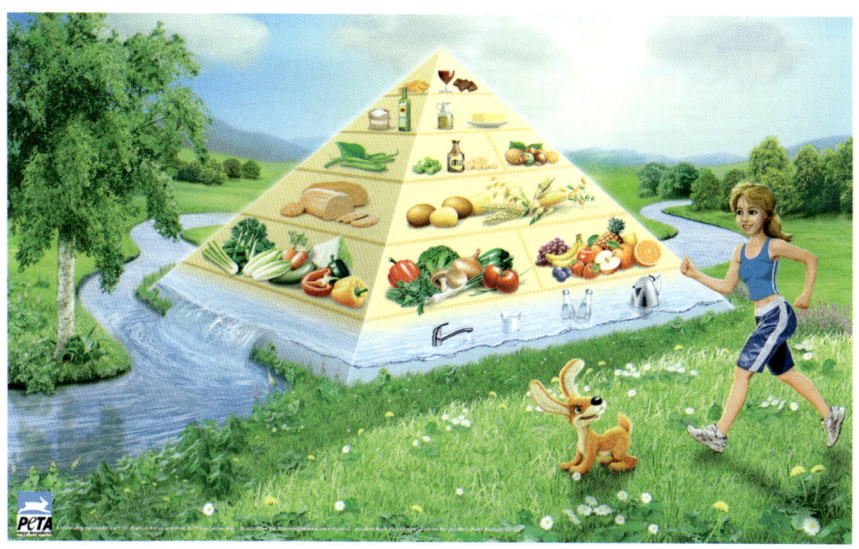

Ernährungspyramide nach Dr. Markus Keller und Prof. Dr. Claus Leitzmann[2]

täglich. In einer Kost, die sich an dieser Ernährungspyramide orientiert, sind Smoothies eine ideale Komponente. Sie versorgen den Körper durch die (Blatt-)Gemüse, Früchte und Kräuter mit Kohlehydraten, Aminosäuren und Fetten sowie Vitalstoffen wie Vitaminen, Mineralien, den sekundären Pflanzenstoffen und Ballaststoffen.

Auch die Aufnahme von natürlichen Enzymen kommt bei dieser Ernährung nicht zu kurz. Sie sind unglaublich fleißige Helfer im Körper und an vielen Abläufen, wie der Verdauung und dem Stoffwechsel, beteiligt. Dabei beschleunigen sie die chemischen Reaktionen. Bis jetzt wurden etwa 3000 unterschiedliche Enzyme entdeckt, die der Körper eines Menschen selber herstellen kann. Die körpereigenen Verdauungsenzyme spalten zum Beispiel die Kohlehydrate, die Proteine und die Fette, welche über die Nahrung aufgenommen werden. Auch die aus der Nahrung aufgenommen Enzyme können die Verdauung unterstützen. Da Enzyme Proteine sind, wird jedoch ein Teil von ihnen – die aus den pflanzlichen Lebensmitteln stammen – im Magen durch die Magensäure denaturiert, also unwirksam gemacht. Die Enzyme, welche die Magenpassage überstehen, können die Eiweißverdauung im Magen und im Dünndarm fördern. Grundsätzlich ist der Organismus der Menschen und ihrer Vorfahren seit Hunderttausenden von Jahren an frische pflanzliche Nahrung gewöhnt. Und eine deutsche Studie aus dem Jahr 1990 kam zu dem Ergebnis, dass Rohkost das Immunsystem in seinen entzündungshemmenden, antiallergischen und tumorschützenden Funktionen positiv beeinflusst.[3] Da Rohkost reich an Enzymen ist, stützt die Studie – zusammen mit anderen Beobachtungen – die Annahme, dass die Enzyme und die sekundären Pflanzenstoffe aus der Nahrung die körpereigenen Enzyme sowohl bei der Verdauung wie auch in ihren weiteren Aufgaben unterstützen. Zu diesen zählen – neben der Verdauung – die Regeneration der Zellen und damit des Körpergewebes, die Entfernung von Abfallstoffen und Giften sowie die Stärkung des Immunsystems. Enzyme können also auch helfen, Krankheiten aus dem Körper zu transportieren.

Katjas Tipp Versuchen Sie **Schritt für Schritt auf eine umwelt- und tierfreundliche Ernährung umzusteigen.** Es gibt Menschen, die das von jetzt auf gleich können – ohne Probleme –, andere brauchen einfach ihre Zeit dafür. Bei jedem Schritt auf dem neuen Weg sammeln Sie neue Erfahrungen und werden sicherer. Sie bekommen zunehmend ein Gefühl dafür, was Sie als Einzelner in dieser Welt bewirken können. Und jeder ist ein Vorbild für andere – oft ohne es zu wissen.

Wenn man sich das vorstellt, dann schmeckt auch mal ein etwas herberer Smoothie mit vielen Blättern und (Wild-)Kräutern gut, zumal man ja die Möglichkeit hat, die Smoothies ganz nach Lust und Laune in unendlichen Variationen zu mixen. Die bekanntesten Enzyme sind das Bromelain der Ananas und das Papain der Papayas, welche die Verdauung unterstützen. Doch empfehlenswert ist auch, immer mal wieder beispielsweise Löwenzahn als enzym- und vitalstoffreiche Zutat in die Smoothies zu mixen.

Allgemein sollten Smoothies nach und nach in die Ernährung integriert werden. Menschen, die mit dem Smoothie-Trinken beginnen, können so testen, wie ihr Körper auf die Getränke – eventuell samt der Wildkräuter – reagiert.

Gut zu wissen: Viele Ärzte und Ernährungswissenschaftler sind heute der Ansicht, dass eine pflanzliche Ernährung das Risiko für Zivilisationskrankheiten wie Herz-Kreislauf-Erkrankungen, Krebs, Übergewicht, Diabetes, Rheuma und Gicht senken kann. Dies wird durch die im Vergleich zu Mischköstlern besseren Blutwerte von Vegetariern und Veganern bestätigt. Eine ausgewogene vollwertige pflanzliche

Kost ist also die gesündere Alternative zur bisherigen Durchschnittsverpflegung. Studien weisen zudem darauf hin, dass die Veggie-Ernährung nicht nur Zivilisationskrankheiten vorbeugen, sondern sogar Erkrankungen wie beispielsweise Arterienverkalkung stoppen und umkehren kann. Grundsätzlich kann mit einer vollwertigen veganen Ernährung eine optimale Gesundheitssituation erreicht werden.

Die Amerikanische Gesellschaft für Ernährung (*The Academy of Nutrition and Dietetics*) – die mit rund 70.000 Mitgliedern weltweit größte Vereinigung von Ernährungsexperten – stellte 2003 fest: „Eine gut geplante vegane oder andere Art der vegetarischen Ernährung ist für jede Lebensphase geeignet, inklusive während der Schwangerschaft, Stillzeit, Kindheit und in der Pubertät."

Auch die deutsche Vegan-Studie aus dem Jahr 2005 kam zu dem Ergebnis: „Mit einer veganen Ernährung ist ein Lebensstil verbunden, der als gesundheitsfördernd angesehen werden kann." Sie empfiehlt dabei: „Eine erhöhte Zufuhr von Kalzium, Eisen, Jod, Vitamin B_{12} und Alpha-Linolensäure ist anzustreben." Der Ernährungswissenschaftler Professor Claus Leitzmann, der die „Deutsche-Vegan-Studie" mitinitiierte, sagte: „Richtig praktiziert ist eine gesunde vegane Ernährung in jeder Altersphase möglich. Wenn alle Menschen veganisch leben würden, sähe es besser um die Gesundheit der Menschen, der Umwelt und der Gesellschaft aus. Es gilt, dieses Potenzial zu nutzen."

Maßvoll genossenes Sonnenlicht und eine positive Lebenseinstellung stehen dabei der gesundheitsfördernden Wirkung der Nahrung zur Seite. Auch die Psyche ist von entscheidender Bedeutung für die Gesundheit. So gilt es im Falle von Krankheiten die seelischen Ursachen zu ergründen, zu berücksichtigen und für angemessenen Ausgleich zu sorgen, sodass sich die Seele im „Tempel" des Körpers wohlfühlt.

Idealgewicht – ein Leben lang

Schlank sein und mit den Jahren auch bleiben ist der Wunsch von vielen. Umfragen zeigen, dass die Hälfte der deutschen Frauen mindestens eine Diät in ihrem Leben ausprobiert hat und auch immer mehr Männer überflüssige Pfunde verlieren möchten. All diese Menschen können von leckeren Vitalstoffsäften profitieren. Denn mit Smoothies gelingen sowohl das Abnehmen wie auch das Beibehalten des Wohlfühlgewichts spielend. Smoothies bieten köstliche Geschmackserlebnisse und dienen der Gesundheit. Sie liefern dem Körper besonders viele Vital- und Ballaststoffe – mehr als Säfte. Denn bei der Herstellung von Smoothies werden die ganzen, frischen Früchte und grüne (Blatt-)Gemüse – oft mit der Schale – püriert. Damit fördern sie das Sättigungsgefühl, sodass der Körper weniger schnell nach der nächsten Mahlzeit verlangt. Dies und ihre geringe Kaloriendichte kommen der Figur zugute, und zwar auch ohne Kalorienzählen. Ein weiteres Plus: Pflanzliche Smoothies enthalten kein Cholesterin, nutzen damit der Herzgesundheit und den Blutgefäßen und sind leicht verdaulich.

Smoothies können zum Frühstück, zum Mittagessen oder als Abendessen genossen und problemlos in die bisherige Ernährung eingefügt werden. Smoothie-Fans wie wir raten, mindestens einen Liter der „Vitalstoff-Cocktails" pro Tag zu trinken. Und weil sie so gut schmecken und sich positiv auswirken, entsteht schnell das Bedürfnis, sie immer mehr zu einem Bestandteil der eigenen Nahrung werden zu lassen. Zum Abnehmen ist es empfehlenswert, eine Mahlzeit pro Tag durch die Vitalstoff-Cocktails zu ersetzen. Wer ganz schnell Gewicht und Körperfett reduzieren will, kann auch mehrere Tage oder eine Woche lang alle Mahlzeiten und „Snacks" in Form von Smoothies zu sich zu nehmen. Dabei schwemmt der Organismus zunächst Wasser aus. Danach wird Fett abgebaut.

Extreme Crashkuren sind allerdings wenig geeignet, um nachhaltig abzunehmen. Wenn der Körper durch eine Hungerkur auf Sparflamme schaltet, sammelt er danach gerne wieder Fett an, was in den bekannten Jo-Jo-Effekt mit einem Auf und Ab des Gewichts münden kann. Sinnvoll ist es dagegen, langsam, aber dauerhaft abzunehmen und realistisch zu sein: Ein Gewichtsverlust von etwa bis zu einem Kilo pro Woche ist ein guter Erfolg. Dafür sind die Smoothies bestens geeignet.

Grundsätzlich ist der menschliche Körper durch die Evolution darauf programmiert, Fettgewebe leicht aufzubauen und es nur langsam abzubauen. Seit

Hunderttausenden von Jahren ist der Stoffwechsel also darauf ausgerichtet, möglichst jede überschüssige Kalorie in Form von Fett einzulagern. Dieses Programm dient dem Organismus dazu, in Notzeiten mit Nahrungsmangel zu überleben. Wenn Essen jedoch ständig zur Verfügung steht, muss man das biologische Notprogramm des Körpers geschickt umspielen – um die gute Figur beizubehalten oder wiederzuerlangen. Nur wenige Menschen, die immer schlank bleiben, haben nicht das „Hamsterprogramm" des Körpers geerbt. Diesen Personen fällt das Schlankbleiben in unserer Wohlstandsgesellschaft von Natur aus leicht – alle anderen müssen sich meist etwas mehr Mühe geben.

Katja Lührs: Geheimtipps fürs Schlanksein

Niemand stellt die leichtsinnige Behauptung auf, dass man vor allen Krankheiten davonlaufen kann. Aber es ist wichtig, vorzubeugen und gesund zu leben. Dann muss man sich nicht später sagen: „Hätte ich nur besser auf meinen Körper geachtet." Das kann jeder von uns beizeiten beeinflussen. Und jeder sollte seinen Körper hüten wie einen kostbaren Tempel. Wir haben nur diesen einen Körper, so wie wir auch nur eine Erde haben, auf der wir leben.

Könnte ich die Zeit zurückdrehen und wäre mir als junge Frau bewusst gewesen, wie wichtig es ist, Körper, Seele und Geist gesund zu erhalten, dann hätte ich für meinen Körper schon in jungen Jahren viel bewusster gesorgt und ihn besser ernährt.

Neben dem Laufen und körperlichen Aktivitäten sind Smoothies meine bewährten Geheimtipps fürs Schlanksein. Immer wieder mal lasse ich Mahlzeiten ausfallen und trinke stattdessen Smoothies. Sie helfen mir, mein Gewicht zu halten, und liefern viele Vital- und Mineralstoffe sowie Enzyme. Dabei bevorzuge ich Smoothies aus Gemüse, weil sie weniger Fruchtzucker enthalten als diejenigen aus Früchten. Zu viel Fruchtzucker kann nämlich die Fettpolster wachsen lassen. Ich esse den Tag über einfach viel Gemüse und natürlich auch Früchte. Auch dabei ist mir mein Großvater Vorbild gewesen, der sich mit Gemüse, Obst und Kräutern fit gehalten hat.

Auch diese Tipps helfen auf dem Weg zum Ideal- beziehungsweise Wohlfühlgewicht:

● Günstig ist es, feste Zeiten für die Speisen – mit und ohne Smoothies – einzuhalten. Wer dagegen ständig etwas knabbert und nascht, hat nie das Gefühl, richtig satt zu sein.

● Oft lohnt es sich, genau in sich hineinzufühlen. Denn häufig steckt hinter dem Appetit in Wirklichkeit der Wunsch nach Entspannung, einer Pause, Zuspruch, Zärtlichkeit, einem Sonnenbad oder einer wie auch immer gearteten Veränderung. Es gilt, derartige innere Wünsche zu erkennen und sie von echtem Hunger unterscheiden zu lernen. Besonders psychische Belastungen verleiten viele Menschen zu einer übermäßigen Nahrungsaufnahme, weil Essen gemeinhin entspannend wirkt. Wer jedoch Stress anderweitig abbaut und beginnt, sich seine wahren inneren Wünsche zu erfüllen, nähert sich damit gleichzeitig seinem Wohlfühlgewicht.

● Zu beachten ist, dass die Sättigung erst etwa 20 bis 60 Minuten nach einer Mahlzeit eintritt. Wer langsam seine Speisen und/oder Smoothies genießt, kann daher besser beim Essen maßhalten.

● Zucker sollte gemieden werden, denn er schürt die Insulinproduktion und damit den Appetit. Fruchtzucker (Fruktose) ist übrigens unabhängig von dem Hormon Insulin. Die Fruktose wird – ohne Insulin – in den Leberzellen aufgenommen und verstoffwechselt.

● Es bringt Vorteile, kohlenhydrat- und fettreiche Speisen zu trennen. Kohlenhydrate steigern nämlich die Insulinproduktion der Bauchspeicheldrüse. Und das Hormon Insulin sorgt im Blut dafür, dass die Kohlenhydrate in die Muskeln gelangen und zur Energiegewinnung genutzt werden. Gleichzeitig wird jedes Gramm Fett gespeichert, das zusammen mit Kohlenhydraten verzehrt wird. Alle Kohlenhydrate der letzten Mahlzeit müssen also verbraucht sein, bevor der Körper eigenes Körperfett abbaut. Zum Abnehmen haben sich deshalb kohlenhydratreiche Frühstücke und Mittagessen und jeweils einige Stunden später kohlenhydratarme Abendessen bewährt. Diese Strategie für eine gute Figur wurde von dem Ernährungsmediziner Professor Olaf Adam an der Universität München entwickelt. Nach seiner Methode kann das Frühstück beispielsweise aus Obst-Kräuter-Smoothies bestehen. Auch

Bananen und alle anderen Früchte sind dabei erlaubt. Auch das Mittagessen darf kohlenhydratreiche Fruchtsmoothies enthalten und/oder – bei einer herkömmlichen Ernährung – Vollkorngetreideprodukte, Vollkornreis und Kartoffeln. Tabu sind jedoch Pommes frites und fettreiche Kuchen. Abends stehen zum Beispiel Gemüse-Smoothies sowie Speisen aus rohem und gekochtem Gemüse, Salaten, Nüssen oder Sojaprodukten auf dem Speiseplan. Man nimmt übrigens umso schneller ab, je weniger Fett man am Abend isst. Grundsätzlich ist es bei dieser Ernährungsform möglich, während des ganzen Tages Gemüse – als Smoothies, Rohkost und/oder gekochte Speisen – sowie Salate in beliebiger Menge zu essen.

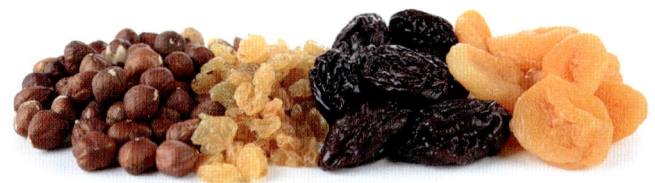

Katjas Tipp Zum **Naschen zwischendurch** eignen sich Nüsse und Trockenfrüchte, die reich an Kalium sind. Getrocknete Pflaumen schmecken dabei nicht nur lecker, sondern sorgen auch für eine gute Verdauung. Beginnen Sie mit 3 Trockenpflaumen täglich und steigern Sie Ihren Konsum bis 6 oder 10 Pflaumen pro Tag – oder essen Sie 2- bis 3-mal in der Woche einige Pflaumen – Sie können diese natürlich auch in Ihre Smoothies oder andere Zubereitungen geben. Nach neuesten Studien helfen die getrockneten Pflaumen auch beim Aufbau Ihrer Knochen.

● Des Weiteren kommt auch das sogenannte *Dinner-Cancelling* der Figur zugute. Dazu lässt man einfach das Abendessen ab und zu ausfallen. Denn ein kalorienarmes Dinner kann dazu beitragen, dass das Wachstumshormon Somatropin in größeren Mengen freigesetzt wird, während eine kalorienreiche Abendmahlzeit die Produktion dieses Hormons einschränkt. Bei Erwachsenen regt das Somatropin vor allem die Proteinsynthese an und hemmt gleichzeitig die Einlagerung von Fett. Die Hirnanhangdrüse produziert das Wachstumshormon während eines ganzen Tages, kurz nach Mitternacht werden gewöhnlich die größten Mengen freigesetzt. Dies hilft also, nachts Muskelmasse aufzubauen und Fett abzutragen. Allgemein hilft das *Dinner-Cancelling* selbstverständlich auch ganz simpel dabei, Kalorien einzusparen.

Auch das Serotonin – der Gehirnbotenstoff – spielt beim Abnehmen eine wichtige Rolle, denn es hat eine appetithemmende Wirkung.[4] Allgemein trägt es zum Wohlbefinden bei, weshalb es auch als Glückshormon bezeichnet wird. Seine Bildung und Freisetzung hängt von der Aminosäure Tryptophan – beziehungsweise deren Verfügbarkeit – ab. Tryptophan gehört zu den essenziellen Aminosäuren, die der Mensch nicht selbst herstellen kann und deshalb mit der Nahrung aufnehmen muss. Tryptophan wird im Körper zu Serotonin umgewandelt und kommt vor allem in proteinreichen Lebensmitteln wie beispielsweise Nüssen vor. Doch um dem Gehirn möglichst viel dieser Aminosäure zum Aufbau des appetithemmenden Glückshormons zur Verfügung zu stellen, bedarf es mehr als nur die Lebensmittel zu essen, die Tryphtophan enthalten. Wenn eiweißreiche Lebensmittel verdaut werden, drängen die im Eiweiß enthaltenen Aminosäuren ins Gehirn. Den Eintritt ins Gehirn behindert aber die Blut-Hirn-Schranke. So bleibt bei den vielen um den Einlass konkurrierenden Aminosäuren ein Großteil des Tryptophans außen vor. Die Situation ändert sich jedoch, wenn Kohlenhydrate mit ins Spiel kommen. Diese lassen die Insulinsekretion ansteigen. Das Insulin wiederum trägt dazu bei, dass die Muskulatur viele Aminosäuren aufnimmt. Dabei bleibt das Tryptophan davon verschont und kann – ohne die vielen Konkurrenten – ins Gehirn gelangen. Die Kohlenhydrate ermöglichen also der Aminosäure Tryptophan den Zugang ins Gehirn.

Katjas Tipp Falls Sie mal in Form einer besonders kalorienreichen Speise „gesündigt" haben, können Sie das mit einem kalorienarmen Smoothie bei einer der darauffolgenden Mahlzeiten oder Bewegung wieder wettmachen. Überhaupt wird körperliche Betätigung wie schnelles Gehen oder Laufen, Schwimmen etc. an der frischen Luft Ihre Schlankheitskur unterstützen und Ihrem Gemüt guttun. Yoga ist ein guter Weg, seine innere Balance in jeder Lebenslage zu halten. Und nicht vergessen: Ein grüner frischer Smoothie am Tag – und dafür eine Mahlzeit weglassen – hält Sie schlank, gesund und ein Leben lang fit. Und Sie kennen doch den Spruch: *An apple a day keeps the doctor away* – Ein Apfel am Tag den Doktor verjagt. In diesem Satz liegt viel Wahrheit – und mit den gesunden Smoothies, die wir Ihnen in diesem Buch vorstellen, fördern Sie Ihre Gesundheit und Ihr Wohlbefinden sogar noch viel mehr!

Es empfiehlt sich somit, in die Smoothies neben tryptophanreichen Zutaten wie Cashewnüssen immer mal wieder auch Früchte zu mixen, sodass das Gehirn eine möglichst große Menge des appetitreduzierenden Glückshormons bilden kann.

In je 100 Gramm der folgenden Lebensmittel ist die angegebene Menge Tryptophan enthalten:

Cashewnüsse:	450	Milligramm
Weizenkeime:	330	Milligramm
Sonnenblumenkerne:	310	Milligramm
Erdnüsse:	320	Milligramm
Sesamsamen:	290	Milligramm
Haferflocken:	190	Milligramm
Walnüsse:	170	Milligramm
Mandeln:	170	Milligramm
Rosenkohl:	50	Milligramm
Spinatt:	41	Milligramm
Wirsing:	32	Milligramm
Porree:	22	Milligramm
Bananen:	18	Milligramm
Kopfsalat:	11	Milligramm
Tomate:	6	Milligramm

In der Naturheilkunde wird ein gestörter Säure-Basen-Haushalt nicht nur mit Erkrankungen wie Rheuma, Gicht und Knochenschwund in Verbindung gebracht, sondern auch mit Übergewicht. Eine proteinreiche Ernährung mit tierischen Produkten ist nachgewiesenermaßen säurebildend und verursacht demnach verschiedene körperliche Beschwerden. Die Erfinderin der grünen Smoothies, Victoria Boutenko, vertritt die Ansicht, dass zum Beispiel Käse vor allem deshalb zur Gewichtszunahme beitrage, weil er säurebildend ist.[5] Sie weist darauf hin, wie wichtig es ist, zu wissen, ob ein Nahrungsmittel im Körper basisch oder sauer verstoffwechselt wird. Gut zu wissen: Pflanzliche Lebensmittel wie Gemüse, Obst und Kräuter wirken basisch, und zwar aufgrund ihrer organisch gebundenen Mineralstoffe und Spurenelemente. Damit können sie Säuren abpuffern und sind deshalb der Gesundheit zuträglich. Sogar Zitronen wirken im Organismus durch ihre Inhaltsstoffe wie Magnesiumzitrat eher basisch – trotz der enthaltenen Zitronensäure.

Zum Thema „Vitamine"

Auch naturheilkundliche Mediziner und Ernährungswissenschaftler betrachten die Zufuhr pflanzlicher Lebensmittel mit ihren Mineralien als wesentlichen Faktor für einen ausgeglichenen Säure-Basen-Haushalt und als Grundlage für einen gesunden Stoffwechsel. Somit können also auch Smoothies aus Gemüse, Früchten und grünen Blättern den Weg zur guten Figur ebnen.

Eine vollwertige vitalstoffreiche Ernährung mit viel Obst und Gemüse sowie Salaten, Kräutern und Nüssen ist wesentlich, um gesund zu bleiben. Dabei ist der menschliche Körper auf zugeführte Vitamine angewiesen, da er sie – mit wenigen Ausnahmen – nicht selbst produzieren kann. Diese Substanzen entfalten in kleinsten Mengen beachtliche Wirkungen. Sie regeln Stoffwechselvorgänge, fördern die Sehkraft, stärken das Immunsystem und sind gut für die Nerven. Doch sie wirken nur dann optimal, wenn sie in Form von natürlichen Lebensmitteln aufgenommen werden. Wahrscheinlich ist ihr Zusammenspiel mit den sekundären Pflanzenstoffen dafür verantwortlich.

Einige Vitamine sind *wasserlöslich*. Zu diesen gehören die Vitamine C, B_1, B_2, B_6, B_{12}, Folsäure (B_9), Biotin (B_7), Niacin (B_3) und Pantothensäure (B_5). Sie gelangen über den Darm ins Blut und damit in alle anderen wässrigen Bereiche des Körpers wie zum Beispiel die Zellzwischenräume. Der Körper speichert sie kaum. Wenn zu viele der wasserlöslichen Vitamine mit der Nahrung aufgenommen werden, scheidet der Körper das Übermaß wieder aus. Nur Vitamin B_{12} wird in der Leber auf Vorrat gelagert.

Zu den wichtigsten Vitaminen gehört das **Vitamin C**, das auch als Ascorbinsäure bezeichnet wird. Vitamin C stärkt die Abwehrkräfte des Körpers. Als Antioxidans neutralisiert es schädliche Stoffwechselprodukte. Damit spielt es eine bedeutende Rolle für das Gewebe. Es hilft zugleich, Alterungsprozesse aufzuhalten und ermöglicht somit langanhaltende Jugendlichkeit. Auch der Schönheit kommt es zugute, indem es das Bindegewebe kräftigt. Viele Früchte wie Orangen, Zitronen und Äpfel sowie Gemüse wie Grünkohl und Paprikas enthalten die Ascorbinsäure. Außerordentlich reich an Vitamin C sind Obstsorten aus Übersee. Dazu gehören die Acerolakirschen aus Mittel- und Südamerika, die Früchte des Camu-Camu-Strauchs des Amazonasgebiets und die australische Buschpflaumen. Als besonders gute heimische Vitamin-C-Quellen zeichnen sich Hagebutten und Sanddornbeeren aus.

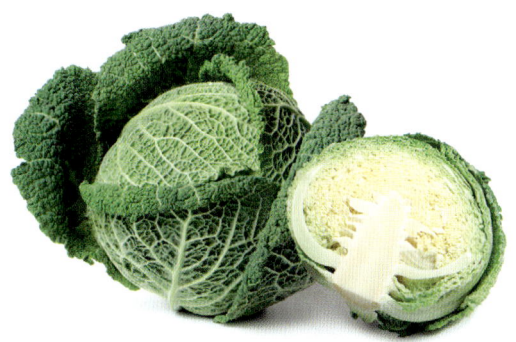

Bedeutsam für die Gesundheit sind desgleichen die *Vitamine der B-Gruppe*. Diese werden auch „Nervenvitamine" genannt. Sie unterstützen das Gedächtnis und bewahren vor Depressionen. Außerdem dienen sie der Verwertung von Aminosäuren, Kohlenhydraten und Fetten. **Vitamin B_1 (Thiamin)** hilft beispielsweise, Kohlenhydrate zu verdauen, und liefert so den Nerven und Muskeln neue Energie. Damit fördert es die Konzentration und die körperliche Kondition. Gute Quellen für Vitamin B_1 sind Nüsse. Auch in Gemüse wie Brokkoli und grünen Blättern wie Spinat und Löwenzahn ist es enthalten.

Als natürliches Schönheitsmittel steht **Biotin (Vitamin B_7)** zur Verfügung. Mit dem in ihm enthaltenen Schwefel verleiht es den Haaren Glanz und den Nägeln Festigkeit. Wahre Schönheit kommt also tatsächlich von innen. Wer mit seinem Aussehen andere bezaubern will, sollte deshalb immer wieder mal Nüsse als Biotin-Lieferanten in den Speiseplan einfügen. Spinat, Erdbeeren und Bananen kommen aufgrund des in ihnen enthaltenen Biotins ebenfalls dem Aussehen zugute.

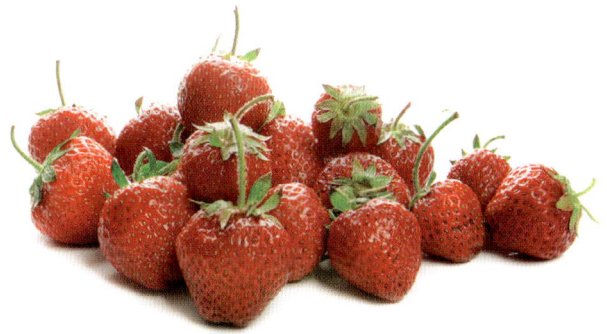

Trivialname	Chemische Bezeichnung	Funktion
Provitamin A	Betacarotin	Vorstufe von Vitamin A (Retinol), das am Sehvorgang beteiligt und für das Wachstum sowie das Immunsystem wichtig ist, Antioxidans
Vitamin B_1	Thiamin	Cofaktor im Kohlenhydrat- und Energiestoffwechsel, besonders für die Nerven und Muskeln wichtig
Vitamin B_2	Riboflavin	wichtige Aufgaben im Energie-, Protein- und Fettstoffwechsel, schützt die Nervenzellen
Vitamin B_6	Pyridoxin	vorwiegend am Aminosäurestoffwechsel beteiligt, hilft Eiweißstoffe aus der Nahrung umzuwandeln und im Körper einzubauen, Schutz der Nerven, unterstützt das Immunsystem,
Vitamin B_{12}	Cobalamin	wichtig für die Zellteilung, die Blutbildung und das Nervensystem
Vitamin C	Ascorbinsäure	Antioxidans, Cofaktor zahlreicher Stoffwechselprozesse, zum Beispiel wichtig für das Immunsystem, das Bindegewebe und zur Bildung von Hormonen
Vitamin D	Calcitriol	stärkt die Knochen, Insulinausschüttung der Bauchspeicheldrüse; laut neuer Studien hemmt Vitamin D Tumorzellen, senkt das Risiko für Herz-Kreislauf-Erkrankungen
Vitamin E	Tocopherol	Antioxidans, verlangsamt Alterungsprozesse, membranstabilisierende Wirkung
Vitamin K	Phyllochinon	beteiligt an der Bildung von Blutgerinnungsfaktoren und Knochenproteinen
Vitamin B_7	Biotin	wichtig für Haut, Haare und Nägel, biotinabhängige Enzyme haben Schlüsselfunktionen im Protein-, Fett- und Kohlenstoffwechsel
Vitamin B_9	Folsäure, Folat	bedeutend für Wachstumsprozesse und die Zellteilung, besonders in der Schwangerschaft, bedeutsam für den Aminosäure-Stoffwechsel
Vitamin B_3	Niazin	Beteiligung am Energiestoffwechsel
Vitamin B_5	Pantothensäure	wichtig für den Abbau von Fetten, Kohlenhydraten und Aminosäuren sowie die Synthese von Fettsäuren, cholesterinsenkend

Wichtige Nahrungsquellen

vor allem rote, orange und grüne Gemüse- und Obstsorten wie Karotten, Tomaten, rote Paprika, Kirschen, Grapefruits, Grünkohl, Brokkoli, Spinat, Salat

Vollkornprodukte, Haferflocken, Nüsse, Sonnenblumenkerne, Linsen, Erbsen und Bohnen, Gemüse wie Brokkoli, Spinat, Löwenzahnblätter, Mangold

Mandeln, Haselnüsse, Brokkoli, Avocado, Pflaumen, Grünkohl

Grünkohl, Brokkoli, Spinat, Feldsalat, Avocados, Bananen, Äpfel, Walnüsse, Mandeln

Nahrungsergänzungspräparate, mit Vitamin B_{12} angereicherte Soja-Drinks

Açaibeeren, Hagebutten, Sanddornbeeren, Obst wie Beeren, Zitrusfrüchte, Gemüse wie Kohl, Paprika und Kartoffeln, Spinat, Löwenzahnblätter

Steinpilze, Pfifferlinge, Champignons

Pflanzenöle, Mandeln, Nüsse, Avocados, Leinsamen

Brokkoli, Grünkohl, und anderes grünes Blattgemüse

Nüsse, Spinat, Haferflocken, Bananen, Erdbeeren, Tomaten

Grünes Blattgemüse wie Spinat, Kohl, Feldsalat, Petersilie, Nüsse

Datteln, getrocknete Aprikosen

Brokkoli, Spinat, Avocados, Wassermelonen, Erdbeeren, Johannisbeeren, Datteln

Für die Leistungsfähigkeit des Körpers und zugleich den frischen Teint ist **Folsäure (Vitamin B₉)** von Bedeutung. Es ist für die Zellteilung – die Bildung neuer Körperzellen – wichtig. Somit nützt es als Anti-Aging-Mittel. Und da sich die roten Blutzellen oft teilen, ist eine ausreichende Versorgung mit Folsäure für die Blutbildung wertvoll. So verhilft es zu einer gesunden rosigen Gesichtshaut, die frische Lebendigkeit zeigt. Besonders Schwangere sollten auf eine ausreichende Versorgung mit dem Vitamin B₉ achten. Es schützt auch das Nervensystem des noch ungeborenen Babys. Der lateinische Wortstamm der Folsäure *folium* – zu Deutsch „Blatt"– weist übrigens auf seine Lieferanten hin. Quellen des schönheitsfördernden Mittels sind also grüne Salate und Blattgemüse wie Spinat. Ihre gesundheitliche Wirkung ist einer von vielen Gründen, oft grüne Smoothies zu trinken.

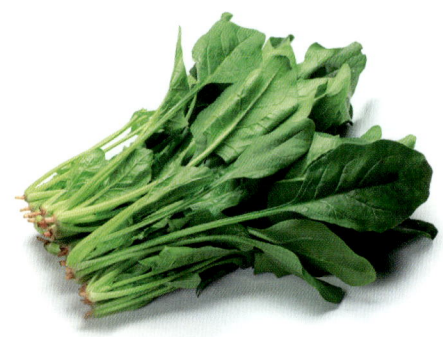

Im Gegensatz zu den wasserlöslichen Vitaminen werden die *fettlöslichen Vitamine A, D, E und K* – die zweite große Gruppe der Vitamine – nur zusammen mit Öl oder Fett vom Körper richtig verstoffwechselt. Der Mensch lagert sie zudem im Körper ein, weswegen eine übermäßige Zufuhr vermieden werden sollte. Denn ein Übermaß von diesen an sich gesunden Vitaminen kann Beschwerden verursachen.

Vitamin A wird für die Augen und deren Sehkraft gebraucht. Es schützt zum Beispiel vor Nachtblindheit. Außerdem unterstützt es das Immunsystem. Auch am Wachstum und an der Bildung sowie Zellerneuerung der Haut ist es beteiligt. Zugleich wirkt es in der Haut als Schutz vor den teilweise schädlichen UV-Strahlen, kann jedoch keinen umfassenden „Hautschutz von innen" gewährleisten. Insgesamt wirkt es verjüngend und hält die Haut glatt.

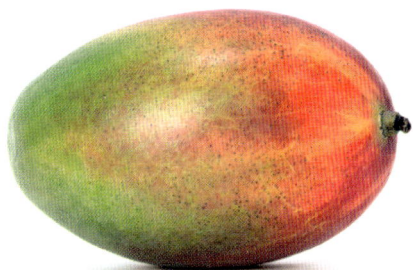

Zu den Vorstufen von Vitamin A gehört Betacarotin, das reichlich in pflanzlichen Lebensmitteln vorkommt. Dieses wandelt der Körper in Vitamin A um. Betacarotinhaltig sind orange, rote und grüne Gemüse- und Obstsorten wie Karotten, Aprikosen, Mangos und Wassermelonen sowie Spinat und Grünkohl. Da Betacarotin eine fettlösliche Substanz ist, sollte stets 1 Tropfen Öl mit in die Smoothies gemixt werden, damit das Provitamin vom Körper besser aufgenommen wird. Im Übrigen hat das pflanzliche Provitamin A den Vorteil, dass es nicht überdosiert werden kann. Dagegen besteht bei der Zufuhr von synthetischem Vitamin A die Gefahr, den Körper durch zu große Mengen zu vergiften und Leberschäden zu riskieren. Es spricht also auch aus diesem Blickwinkel einiges für selbstgemixte Smoothies.

Vitamin E ist ein echter Jungbrunnen. Denn mit seiner antioxidativen Wirkung schützt es die Körperzellen vor den schädlichen Einflüssen der aggressiven Sauerstoffverbindungen – der sogenannten freien Radikale –, die zum Beispiel durch Stress entstehen. Damit hilft es, Krebserkrankungen zu reduzieren. Das fettlösliche Vitamin unterstützt zudem das Immunsystem des Körpers und bewahrt die Blutgefäße vor Ablagerungen und somit vor Arteriosklerose.

Der menschliche Körper kann das Vitamin E nicht selbst herstellen. Es wird jedoch von Pflanzen gebildet, weshalb eine pflanzliche Ernährungsweise uns ausreichend mit diesem Vitamin versorgen kann. Viel Vitamin E weisen Speiseöle wie Rapsöl sowie Mandeln und Nüsse auf. Auch Pistazien und Kokosnüsse liefern das gesundheitsfördernde Antioxidans. Gut zu wissen: Natürliches Vitamin E scheint auf den Organismus günstiger zu wirken als synthetisches.

Vitamin D – eine hormonähnliche Substanz – ist für seine knochenstärkende Wirkung bekannt. Darüber hinaus wird es für die Insulinausschüttung der Bauchspeicheldrüse gebraucht. Auch für das Immunsystem spielt es eine Rolle. Zudem weisen einige Studien darauf hin, dass es vor Erkrankungen wie Diabetes schützen kann. Und auch die Psyche profitiert von dem „Sonnenvitamin". Es wird im menschlichen Körper gebildet, wenn die Sonne in ausreichendem Maße auf die Haut scheinen kann. In Deutschland, Österreich und der Schweiz ist das von April bis Oktober möglich. Nach Ansicht mancher Ärzte genügt es für eine angemessene Vitamin-D-Produktion, täglich das Gesicht plus die Handrücken und die Unterarme 15 bis 30 Minuten lang der Sonne auszusetzen. Übrigens: Sonnenschutzmittel reduzieren die Bildung von Vitamin D in der Haut. Von November bis März reicht die UVB-Strahlung der Sonne jedoch nicht mehr aus, um den Körper zur Herstellung von Vitamin D zu veranlassen. In diesen Monaten greift der Körper auf seine Vitamin-D-Speicher zurück. Da Vitamin D_2 nur in wenigen pflanzlichen Lebensmitteln wie Pfifferlingen vorkommt, und Vitamin D_3 überhaupt nicht aus pflanzlicher Ernährung gewonnen werden kann, können in den Wintermonaten Vitamin-D-Präparate sinnvoll sein. Eine Einnahme derartiger Nahrungsergänzungsmittel sollte jedoch nach Rücksprache mit dem Hausarzt und nach Bestimmung des Vitaminspiegels im Blut erfolgen.

Vitamin K wird vor allem für die Blutgerinnung und die Knochenbildung gebraucht. Es ist spielt für gewisse Enzyme – einige Gerinnungsfaktoren – eine wichtige Rolle und scheint auch die Knochen zu stärken. Die Ernährung der meisten Menschen enthält dieses Vitamin in ausreichenden Mengen. Denn es ist in vielen Lebensmitteln enthalten. Besonders Vitamin-K-reich sind grüne Blattgemüse wie Spinat und verschiedene Kohlsorten wie Grünkohl.

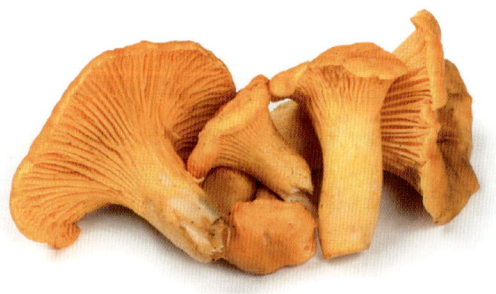

Sekundäre Pflanzenstoffe und Antioxidantien – gesund bleiben mit pflanzlichen Vitalstoffen

Sekundäre Pflanzenstoffe[6]

Der köstliche Geschmack einer Himbeere, die leuchtend gelb-orange Farbe eines Pfirsichs, der herzhafte Geruch eines Petersilienblatts – pflanzliche Lebensmittel wirken appetitlich und verlocken zum Genießen. Ihre Farb- und Duftstoffe gehören zu den sogenannten sekundären Pflanzenstoffen. Es gibt schätzungsweise 60.000 bis 100.000 verschiedene dieser Stoffe, wobei – nach heutigem Wissensstand – etwa 5.000 bis 10.000 in der menschlichen Nahrung vorkommen.[7] Sie sind nicht nur ein Augenschmaus, sondern zeichnen sich auch durch ihre gesundheitsfördernden Wirkungen aus. Was ihre Bedeutung für die Gesundheit anbelangt, sind sie genauso wichtig wie Vitamine, Mineralstoffe und Ballaststoffe. So werden sie als Schutzfaktor vor vielen Erkrankungen angesehen.

In erster Linie nützen die sekundären Pflanzenstoffe den Pflanzen selber. Diese stellen die Stoffe nicht in ihrem primären Stoffwechsel her, der dem Wachstum dient, sondern im sogenannten sekundären Stoffwechsel, der von nur für diese Aufgabe vorgesehenen Zelltypen gesteuert wird.

Dabei sind die sekundären Pflanzenstoffe für die Pflanzen beispielsweise als Farbstoffe nützlich. In anderen Fällen verleihen sie den Pflanzen einen Schutz vor Krankheitserregern, vor Fressfeinden oder vor den schädlichen Auswirkungen der UV-Strahlung.

Und auch der menschliche Organismus nutzt die sekundären Pflanzenstoffe, um sich damit vor Krankheiten zu schützen, da sie eine Unmenge an gesundheitlichen Vorteilen bieten. Um die Vitalstoffe in ausreichender Menge mit den Lebensmitteln aufzunehmen, sollte jeden Tag frisches Obst und knackiges Gemüse als Rohkost auf dem Speiseplan stehen. Denn in Rohkost sind die meisten sekundären Pflanzenstoffe enthalten, die zum Teil hitzeempfindlich sind und beim Kochen zerstört werden. Allerdings ist zu beachten, dass Lebensmittel wie zum Beispiel Kartoffeln, Bohnen oder bestimmte Pilze im rohen Zustand giftig sind. Deshalb sollten diese besser gekocht gegessen werden. Ansonsten ist es vorteilhaft, möglichst viel

Frischkost und diese möglichst bunt zu essen, um möglichst umfassend von der reichen Vielfalt der Vitalstoffe zu profitieren. Gut zu wissen: Die sekundären Pflanzenstoffe zählen neben den Ballaststoffen und Stoffen der fermentierten Lebensmittel (wie beispielsweise Sauerkraut) zu den „bioaktiven" Substanzen, das heißt, sie sind rein natürlichen Ursprungs und haben eine durch Erfahrungswerte nachgewiesene positive Wirkung auf die menschliche Gesundheit.

	Primäre Pflanzenstoffe	**Sekudäre Pflanzenstoffe**
	Inhaltsstoffe wie:	*zahlreiche, chemisch sehr unterschiedliche Verbindungen, z. B.:*
Vertreter	Kohlenhydrate	Polyphenole
	Eiweiß	Sulfide
	Fette	Glucosinolate
	Vitamine	Saponine
	Mineralstoffe	Carotinoide
	Spurenelemente	Phytosterine
	Wasser	Protease-Inhibitoren
	Vitamin K	Monoterpene
Merkmale	Hauptbestandteile der Pflanzen, Wirkungen bekannt z. B. als Energielieferanten, Bau- und Funktionsstoffe	Vorkommen nur in geringen Mengen, wahrscheinlich arzneimittelähnliche Wirkung

Primäre und sekundäre Pflanzenstoffe – ihr Vorkommen und ihre Wirkung

Die heilsame Wirkung vieler sekundärer Pflanzenstoffe haben Wissenschaftler in den letzten Jahrzehnten nachgewiesen. Die bioaktiven Substanzen fördern beispielsweise die Verdauung und stärken das menschliche Immunsystem. Sekundäre Pflanzenstoffe wirken zudem

- *antimikrobiell*: Manche Pflanzenstoffe hemmen das Wachstum von Mikroorganismen wie Bakterien, Pilzen, Hefen und Viren. Ein Beispiel hierfür sind die Sulfide, die in Zwiebelgewächsen wie dem Knoblauch vorkommen;
- *blutverdünnend*: So können einige sekundäre Pflanzenstoffe einer Thrombose vorbeugen. Vor allem grünes Gemüse, Salate und Beeren sowie gelbe, rote und blaue Früchte weisen sie auf;
- *cholesterinsenkend*: Einige sekundäre Pflanzenstoffe können die Aufnahme von Cholesterin aus dem Darm hemmen, eine vermehrte Ausscheidung von Cholesterin- und Gallensäuren über den Darm bewirken und den Cholesterinaufbau in der Leber reduzieren. Damit bewahren sie vor Arteriosklerose;
- *entzündungshemmend*: Einige sekundäre Pflanzenstoffe vermindern Entzündungsreaktionen wie Rötungen und Schmerzen und fördern so Heilungsprozesse. Entzündungshemmend wirken zum Beispiel Knoblauch, Zwiebeln und Brennnesseln;
- *krebshemmend*: Sekundäre Pflanzenstoffe aus Obst und Gemüse können das Krebsrisiko verringern, indem sie krebserregende Stoffe deaktivieren, das Entstehen krebserregender Stoffe verhindern, sogar Krebszellen zerstören oder zum Absterben bringen sowie Entzündungen stoppen, die die Krebsbildung fördern. Die Molekularmediziner Professor Dr. med. Richard Béliveau und Dr. med. Denis Gingras stellten in Laborexperimenten fest, dass Rohextrakte aus Pflanzen wie Knoblauch, Rote Bete, Grünkohl und Heidelbeeren (Blaubeeren) das Wachstum isolierter Krebszellen hemmen beziehungsweise reduzieren können.[8] Entsprechend ihrer Forschungsergebnisse gehören Blaubeeren, Brokkoli, Erdbeeren, grüner Tee, Heidelbeeren, Knoblauch, Kohl, Kurkuma, Rosenkohl, Sojabohnen, Tomaten, Weintrauben und Zitrusfrüchte zu den wirkungsvollsten Pflanzen. Béliveau und Gingras gehen davon aus, dass eine ausgewogene Ernährung mit Obst und Gemüse täglich etwa 5000 bis 10.000 verschiedene sekundäre Pflanzenstoffe enthält. Die Mediziner weisen zudem darauf hin, dass einige Pflanzeninhaltsstoffe auch dann krebshemmend wirken können, wenn sie keine antioxidative Wirkung haben. Demzufolge beruhen die gesundheitlichen Vorteile einer pflanzlichen Ernährung auf ihren unterschiedlichen Inhaltsstoffen mit ihren vielfältigen Wirkungen;

● *antioxidativ*: Etliche sekundäre Pflanzenstoffe neutralisieren die sogenannten freien Radikale und wirken dadurch antioxidativ. Freie Radikale sind aggressive Sauerstoffmoleküle, die im Körper bei Stoffwechselvorgängen gebildet und unter anderem für den Alterungsprozess, Arteriosklerose und Krebs verantwortlich gemacht werden. Stress, Rauchen, Alkoholkonsum, Umweltgifte und Ozon erhöhen die Anzahl der ungesunden Teilchen. Zu den Antioxidantien, welche die freien Radikale abfangen, zählen beispielsweise die Carotinoide und die Anthocyane sowie die Vitamine C und E.

	antimikrobiell	antioxidativ	krebshemmend	entzündungshemmend	cholesterinsenkend	blutverdünnend	
Polyphenole z. B. Phenolsäuren, Flavonoide	●	●	●	●		●	sehr weit verbreitet, z. B. in Äpfeln, Kirschen, Zitrusfrüchten, Erdbeeren, Himbeeren, Weintrauben, Grünkohl, grünen Bohnen, Brokkoli, Kopfsalat, Endivien etc.
Sulfide	●	●	●	●	●	●	in allen Zwiebelgewächsen, v.a. im Knoblauch
Glucosinolate z. B. Indole	●		●	●			in allen Kohlarten, verantwortlich für den typischen Geschmack, z. B. Brokkoli, Blumenkohl, Chinakohl; auch in Senf und Meerrettich
Saponine	●		●		●		in allen Pflanzen, vor allem in Hülsenfrüchten
Carotinoide		●	●				in gelb-orangefarbenem und grünem Gemüse, z. B. Paprika, Karotten, Spinat, Endivien, Feldsalat
Phytosterine			●		●		z. B. Brokkoli, Rosenkohl, Zwiebeln, Gurken, Möhren
Protease-Inhibitoren		●	●				z. B. Erbsen, Mungobohnen, Mais, Kartoffeln, Erdnüsse, Sojabohnen
Monoterpene			●				als Aromastoffe, z. B. Menthol in der Pfefferminze, Zitrusöl in Limonen

Die sekundären Pflanzenstoffe in Obst, Gemüse und Salaten und ihre Wirkung

Auch Wildkräuter enthalten reichlich sekundäre Pflanzenstoffe. In manchen Büchern über Wildpflanzen werden nicht die von Ernährungswissenschaftlern üblichen Bezeichnungen verwendet, sondern die Polyphenole als „Gerbstoffe" und die Monoterpene als „ätherische Öle" oder „Harze" bezeichnet. (Weitere Infos über Wildkräuter, siehe Seite 45ff.)

Antioxidantien

Als Gesundbrunnen gelten die Antioxidantien, welche die freien Radikale abfangen. Antioxidantien verlangsamen Alterungsprozesse quasi als natürliches Anti-Aging-Mittel und sie sind reichlich in pflanzlichen Lebensmitteln enthalten.

Carotinoide

Diese Farbstoffe kommen in der Natur häufig vor. Nach derzeitigem Wissensstand gibt es mehr als 600 verschiedene Carotinoide. Doch am bekanntesten sind vor allem Betacarotin, Lykopin, Lutein, und Zeaxanthin. Sie verleihen beispielsweise Karotten, Tomaten, Kürbissen, gelben und roten Paprikas sowie Orangen, Melonen und Pfirsichen ihre typische gelbe, orange und rote Farbe. Doch auch grüne Gemüsesorten und Salate wie Spinat, Grünkohl, Erbsen, Bohnen, Brokkoli und Feldsalat enthalten Carotinoide. Bei diesen überdeckt allerdings der grüne Farbstoff Chlorophyll die orange Farbe. Während Karotten und Kürbisse vor allem Betacarotin enthalten, weisen rote Tomaten, Hagebutten und Wassermelonen vor allem Lykopin

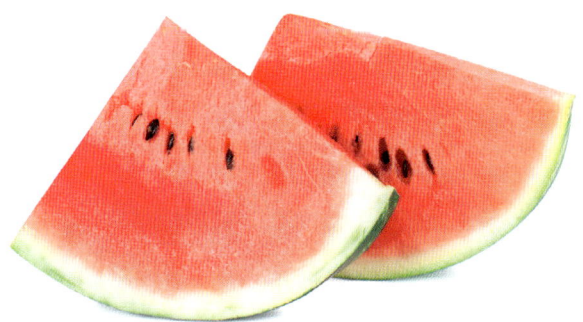

auf. Spinat, Blattsalat, Grünkohl und Brokkoli sind eine Quelle für Lutein. Carotinoide können wegen ihrer antioxidativen Wirkung – der Fähigkeit, Sauerstoffradikale abzufangen – Krebs vorbeugen. Außerdem verringert das Lykopin aus Tomaten das Risiko für Herzinfarkt. Einige Carotinoide wie Betacarotin können im Körper in Vitamin A umgewandelt werden. Deswegen heißen diese auch Provitamin A. Vitamin A spielt eine wichtige Rolle für das Sehvermögen und trägt zu einer gesunden, geschmeidigen Haut bei. Aus rohen Karotten können allerdings nur etwa ein bis zwei Prozent des Betacarotins absorbiert werden. Denn dieses befindet sich in den Zellen und ist von einer unverdaulichen Zellhülle umschlossen. Gut zu wissen: Wird die Zellhülle zum Beispiel durch Pürieren der Karotten beim Herstellen eines Smoothies im Mixer zerstört, können die Carotinoide vom menschlichen Körper verwertet werden. Am besten ist es, wenn ihnen noch etwas Öl – zum Beispiel Lein- oder Rapsöl mit Omega-4-Fettsäuren – zugegeben wird, weil die fettlöslichen Carotinoide damit besser aufgenommen werden.

Anthozyane

Auch die blauen, roten, violetten und blauschwarzen Farben aus Obst und Gemüse sind ein Jungbrunnen für den Körper. Die besten Quellen sind Heidelbeeren, Schwarze Johannisbeeren, Kirschen, blaue Trauben, Brombeeren und andere blaue Früchte sowie Auberginen. Anthozyane sind wasserlösliche Farbstoffe und gehören zu der Stoffgruppe der Polyphenole und zur Untergruppe der Flavonoide. Bekannt sind die Flavonoide für ihre positiven Eigenschaften: Sie wirken antioxidativ und

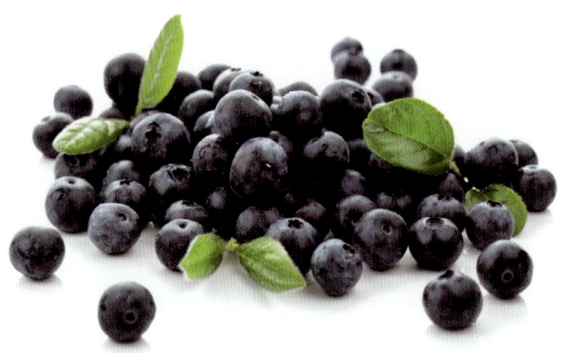

somit krebsvorbeugend. Außerdem schützen sie das Herz, da sie die Gefahr von Blutgerinnseln reduzieren. Studien belegen zudem, dass sie das Risiko für Zahnfleischentzündungen und Harnwegsinfekte mindern.

Vitamin C

Vitamin C ist eines der bekanntesten Vitamine. Als Vitamin-C-Lieferanten werden an erster Stelle oft Zitrusfrüchten wie Orangen und Zitronen genannt. Doch einen höheren Vitamin-C-Gehalt als diese weisen Acerolakirschen, Hagebutten und Sanddornbeeren auf. Auch viele andere Früchte bergen die Ascorbinsäure. Das wasserlösliche Vitamin steckt vor allem in der Schale der Früchte und direkt darunter. Auch Gemüsesorten wie Paprika, Kartoffeln, Rosenkohl und Spinat sowie Kräuter wie Petersilie enthalten die Ascorbinsäure. Sie schützt den Körper vor den Auswirkungen der zellzerstörenden Substanzen, den sogenannten freien Radikalen. Gleichzeitig begünstigt sie die Aufnahme von Eisen aus der Nahrung und kräftigt das Bindegewebe sowie das Zahnfleisch. Offenbar stärkt dieser Vitalstoff auch das Immunsystem. Vitamin C unterstützt zudem die Wirkung von Vitamin E. Zu beachten ist, dass Vitamin C empfindlich auf Licht, Hitze und Sauerstoff reagiert. Deshalb ist es vorteilhaft, Obst und Gemüse möglichst häufig frisch und roh zu essen, denn in reifen unbehandelten Lebensmitteln ist der Vitamin-C-Gehalt am höchsten. Außerdem sollte man die Lebensmittel erst nach dem Waschen zerkleinern, um möglichst viel der Ascorbinsäure zu bewahren. Der Grund: Da Vitamin C zu den wasserlöslichen Vitaminen gehört, könnte es durch Wasser schnell weggespült werden.

Vitamin E

Vitamin E ist ebenfalls ein Zellschutzvitamin. Es schützt die Körperzellen vor den schädlichen Einflüssen der aggressiven Sauerstoffverbindungen – der freien Radikale. Es stärkt auch das Immunsystem. Und aufgrund seiner antioxidativen Wirkung kann Vitamin E die Blutgefäße vor Ablagerungen bewahren und deshalb das Risiko für Arteriosklerose senken. Gute Vitamin-E-Quellen sind Raps-, Lein- und Olivenöl sowie andere Speiseöle. Auch Hasel-, Wal- und Kokosnüsse sowie Mandeln, Pistazien und Sonnenblumenkerne sowie andere Nüsse und Samen wie Leinsamen enthalten das Vitamin mit der antioxidativen Wirkung. Licht, große Hitze und Sauerstoff reduzieren den Vitamin-E-Gehalt von Lebensmitteln. Deshalb sollten Öle am besten dunkel und kühl in braunen Flaschen aufbewahrt werden.

<table>
<tr><td>**Katjas Tipp**</td><td>Planen Sie immer wieder einmal einen **Rohkosttag** ein – mit frisch zubereiteten Smoothies, frisch gepressten Säften oder</td></tr>
</table>

Planen Sie immer wieder einmal einen **Rohkosttag** ein – mit frisch zubereiteten Smoothies, frisch gepressten Säften oder einfach mit Bio-Gemüse und -Obst. Das entschlackt Ihren Körper. Verzehren Sie Gemüse und Obst möglichst reichlich und wechseln Sie dabei ab – die Hälfte des Gemüses kann auch gern leicht gedünstet genossen werden.

Der ORAC-Wert

Um die gesundheitsfördernde und zellschützende Wirkung der Nahrungsmittel beurteilen zu können, wurde die Maßeinheit ORAC geschaffen. Dieser Begriff steht für Oxygen Radical Absorbance Capacity, das bedeutet „Aufnahmekapazität für Sauerstoffradikale", also die Fähigkeit von Lebensmitteln, mit ihren Antioxidantien die freien Radikale zu neutralisieren. Der ORAC-Wert gibt das antioxidative Potenzial eines Lebensmittels pro 100 Gramm an. Dabei gilt: Je höher der ORAC-Wert, umso besser. Ein ORAC-Wert um 10.000 Einheiten wird als hoch eingestuft, Werte um 100.000 Einheiten werden als enorm hoch eingeordnet. Als Tagesbedarf eines Menschen werden etwa 5000 ORAC-Einheiten angegeben. Wer sich vielseitig und ausgewogen mit frischem, farbigem Obst und Gemüse ernährt, erreicht diesen Wert leicht. Schon mit nur 100 Gramm Himbeeren mit 4882 ORAC lässt sich die empfohlene Tagesration fast erreichen. Mit köstlichen Lebensmitteln wie Früchten ist gesunde Ernährung also ein genussreiches Vergnügen. Vor allem blaue und rote Beeren beinhalten viele Antioxidantien – zusammen mit anderen Vitalstoffen. Förderlich ist es, immer wieder mal zu Superfoods wie Açaibeeren, Gojibeeren, Guaven und Hagebutten zu greifen, die ORAC-Werte um die 100.000 je 100 Gramm aufweisen. Doch nicht nur Früchte sind reich an antioxidativen Wirkstoffen. Auch Gewürze, Nüsse, grüner Tee und dunkle Schokolade – möglichst ohne Zucker – beziehungsweise Kakaopulver erreichen beachtliche ORAC-Werte.

ORAC-Werte bestimmter Lebensmittel

Lebensmittel	ORAC-Werte pro 100 Gramm
Gemahlene Gewürznelken	290.283
Ceylon-Zimt, gemahlen	131.420
Traubenkernmehl	100.000
Açaibeeren	99.700
Hagebutten	96.150

Kakaopulver, ungesüßt	55.563
dunkle Schokolade	40.000
Grünteepulver	35.460
Aroniabeeren (getrocknet)	22.824
Mangostansaft	17.000
Holunderbeeren	14.697
Walnüsse	13.057
Granatapfel, roh	10.500
Cranberrys	9090
Trockenpflaumen	5770
2 Tassen Grüntee	5000
Himbeeren	4882
Granatäpfel	3027
Blaubeeren	2400
Brombeeren	2036
Erdbeeren	1500
Grünkohl	1770
Spinat	1260
Rosenkohl	980
Brokkoli	890
Zwiebeln	450

Immer mehr Bio-Lebensmittel-Hersteller kennzeichnen ihre Produkte mit ORAC-Werten. Dabei ist zu beachten, dass diese Werte das jeweilige antioxidative Reaktionsvermögen angeben, das in Reagenzgläsern gemessen wurde. Bei den Laboruntersuchungen machen die Wissenschaftler reaktive Sauerstoffmoleküle mit einem leuchtenden Farbstoff sichtbar. Den farblich markierten Verbindungen mengen sie Lebensmittelproben bei und ermitteln dann, wie rasch jeweils die Farbe abnimmt. Je schneller und deutlicher das geschieht, desto höher fällt der ORAC-Wert aus. Als Vergleichsgröße wird dabei ein Standardwert von Vitamin E genutzt. Die antioxidative Wirkung der Lebensmittel kann allerdings durch Verdauungsprozesse beeinflusst werden. Auf alle Fälle ist es ratsam, viel Gemüse und Obst im Speiseplan einzufügen. Die gesamten in Obst und Gemüse enthaltenen sekundären Pflanzenstoffe besitzen etliche wichtige Funktionen und können viel mehr als Radikale neutralisieren. So wirken sie u. a. blutdrucksenkend, entzündungshemmend, immunstimulierend, antibiotisch, antithrombotisch und haben einen positiven Einfluss auf kognitive Fähigkeiten und den Knochenstoffwechsel. Sinnvoll ist es, Obst und Gemüse entsprechend der Saison in den Smoothies zu verwenden. Ihr Gehalt an Vitaminen und Flavonoiden ist direkt nach der Ernte am höchsten, wenn die Lebensmittel frisch sind. Damit garantieren die saisonalen Obst- und Gemüsesorten vitalstoffreichen Trinkgenuss.

Tipp Gesunde Ernährung beginnt beim Einkaufen. Achten Sie auf Qualität und die Art des Anbaus Ihrer möglichst naturbelassenen Lebensmittel. **Frisches Obst und Gemüse in Bio-Qualität aus regionalem Anbau** schont die Umwelt, da lange Transportwege vermieden werden.

Die Vorteile der Vielfalt

Gut zu wissen: Einige der gesundheitsfördernden Pflanzenstoffe wirken am besten in Kombination mit anderen. Viele der Vitalstoffe stärken sich gegenseitig in ihrer Wirkung. Die richtige Mischung ermöglicht also den größten gesundheitlichen Nutzen. Deshalb sollten möglichst viele unterschiedliche Lebensmittel gegessen werden. Und natürliche Vitamine scheinen günstiger auf den menschlichen Organismus zu wirken als synthetische. Ein Beispiel dafür ist natürliches Vitamin E in Form seiner acht Varianten. Ideal sind die natürlichen Kombinationen der Vitalstoffe – wie sie in Früchten, Gemüse etc. enthalten sind. Und Menschen, die sich pflanzenbasiert ernähren, fördern damit generell ihre Gesundheit. Sie senken das Risiko für Zivilisationskrankheiten wie Herz-Kreislauf-Krankheiten, Rheuma, Gicht und Krebs. Dies belegen immer mehr weltweit durchgeführte Studien.[9]

„Unkraut" – Wer sagt denn so was?

Wildkräuter – die Energiequelle der Pflanzenwelt

Die ersten pflanzenartigen Lebewesen waren winzig kleine, einzellige Algen. Sie lebten in den Ozeanen auf dem noch jungen Planeten Erde und hatten bereits die Fähigkeit entwickelt, Energie aus dem Sonnenlicht zu gewinnen. Vor circa 400 Millionen Jahren begannen die Pflanzen das Land zu besiedeln. Es entwickelte sich eine unglaubliche Artenvielfalt. Damit stehen die Pflanzen am Beginn der Nahrungskette. Machen wir uns bewusst: Alle Lebewesen auf der Erde profitieren von ihnen als unerschöpfliche Energiequelle und Grundstock der Ernährung. Ohne diese Sauerstofflieferanten wäre auf der Erde kein Leben möglich, und zwar weder für Mensch noch Tier. Auch weil sie Sauerstoff produziert, ist die Pflanzenwelt also unentbehrlich.

Seit Jahrtausenden sind die segensreichen Heilkräfte der Natur bekannt, deren Wirkung heute weltweit wissenschaftlich bestätigt wird. Der Volksmund sagt: „Gegen jede Krankheit ist ein Kraut gewachsen." Und immer mehr Menschen besinnen sich darauf, dass wir ein Teil der Natur sind. Wenn wir das Leben auf Erden nicht nur mit unserem Verstand, sondern auch mit unserem Herzen erfassen, dann schenkt uns die Natur viel Lebenskraft und Zuversicht. Von den nordamerikanischen Indianern stammt der Satz: „Lerne auf der Erde achtsam zu gehen!" In diesem kurzen Satz wird die Vorstellung deutlich, dass Menschen kein Land besitzen, sondern nur verwalten sollten, um es für kommende Generation zu erhalten. Nun, die Geschichte hat uns gezeigt, dass einiges leider anders gelaufen ist. Die wachsende Bedrohung der Natur durch den Menschen ist leider allgegenwärtig. Umso mehr kommt es auf jeden Einzelnen von uns an, die Umwelt zu schützen.

Es lohnt sich, denn wenn wir uns mit offenen Augen umsehen, entdecken wir ein Kaleidoskop an faszinierenden Farben, Formen und duftenden Pflanzen. Die vielfältige Schönheit, die Heilkraft aus der Natur, kann uns so jeden Tag neu begeistern und kräftigen. Wildkräuter wie Löwenzahn, Giersch, Brennnessel, Schafgarbe & Co sind geeignet, um die Lebensenergie und das Wohlbefinden zu fördern. Denn sie enthalten Vitamine, Mineralien und andere Vitalstoffe wie die sekundären Pflanzenstoffe, die den Körper und die Sinne beleben. Aus den essbaren, wild wachsenden Kräutern lassen sich unzählige Köstlichkeiten zaubern. Sie bereichern Speisen wie Salate sowie Suppen und Getränke wie grüne Smoothies. Hier finden Sie Informationen über wichtige wild wachsende Heilkräuter.

Tipps **Sammeln Sie nur die Pflanzen, die Sie wirklich eindeutig kennen und von denen Sie wissen, dass diese essbar sind.** Ernten sie nur so viele Kräuter, wie Sie wirklich benötigen. Straßenränder und gespritzte Acker-flächen sind beim Sammeln der Kräuter zu meiden. Mit einer kleinen handlichen Schere sind schnell einige Blätter der Kräuter vorsichtig abgeschnitten – ohne die Pflanze zu schädigen.

Im Wald und auf der Wiese gesammelte Kräuter, Blüten und Beeren sollten gründlich gewaschen werden – zum Schutz vor dem Fuchsbandwurm. Eine Infektion des Menschen mit Fuchsbandwurmeiern ist zwar selten, kann aber lebensgefährlich sein. Zudem ist es ratsam, nach der Feld-, Wald- und Gartenarbeit die Hände gründlich zu waschen. Risikolos ist der Genuss von gekochtem Wildgemü-se; bei Temperaturen von mehr als 60 Grad wird der Fuchsbandwurm unschädlich gemacht. Das Reinigen der gesammelten Wildkräuter unter fließendem Wasser dient auch dazu, Insekten-larven oder Zysten des Leberegels zu entfernen, die an den Blät-tern mancher Pflanzenarten haften könnten. Wir – die Autorinnen – legen die Kräuter vor dem Verzehr zum Teil noch circa 5 Minuten in eine Schüssel mit Wasser und Salz. Danach werden die Kräuter in ein Sieb gegeben und nochmals gründlich mit Wasser abgespült, schließlich können sie abtropfen.

Bevor Sie Wildpflanzen suchen, **informieren Sie sich über gefährdete und geschützte Arten.** Gefährdete Arten sollten Sie nicht sammeln. Die Wurzeln der Pflanzen sind immer in der Erde zu belassen. Von der oberirdischen Pflanze sollten Sie möglichst wenig ernten. Ist von der Pflanzenart nur wenig vorhanden, verzichten Sie lieber darauf. Geben Sie der Natur eine Chance, sich zu regenerieren. Geschützte Arten dürfen gar nicht gesammelt werden. Es gilt, die Pflanzen in Ruhe wachsen zu lassen, sodass sie sich in ihrem Bestand erholen und vermehren. Freuen Sie sich darüber, dass Sie dieses Kraut entdecken durften. Wenn Sie mögen, können Sie ein Foto machen.

Wenn Sie Wildkräuter zu Ihren Mahlzeiten hinzufügen, sollten Sie achtsam damit anfangen – besonders bei empfindlichem Magen sollten Sie zu Beginn mit kleinen Portionen die Bekömmlichkeit testen. Denn einige Wiesenpflanzen schmecken sehr herb. Bei diesen empfiehlt es sich, sie nur in geringen Mengen in die Speisen zu mischen und auszuprobieren, ob deren Geschmack noch mundet. So können Sie von der „Würze der Wiese" profitieren.

Einige beliebte Wildkräuter finden Sie im Folgenden beschrieben:

Ackersenf (*Sinapis arvensis*) ist eine Pflanzenart, die zur Familie der Kreuzblüten-gewächse (*Brassicaceae*) gehört. Er wächst auf Brachflächen, Äckern und Wegesrändern. Wie die kultivierten Senfpflanzen fördert er den Appetit und regt die Bauspeicheldrüse an. Mit seinen feingehackten Blättern kann man Smoothies mit einem leicht scharfen Geschmack würzen. Die aromatischen Blüten des Ackersenfs können ebenfalls beigefügt werden und dienen gleichzeitig der Dekoration. Sie können im Mai und Juni gesammelt werden.

Bärlauch (*Allium ursinum*) – ein Verwandter des Knoblauchs – wächst in Wäldern und wird gerne in der Küche eingesetzt. Die jungen Blätter des Bärlauchs, die man im Frühjahr sammelt, verleihen herzhaften Smoothies einen pikanten Geschmack. Der Bärlauch enthält ätherische Öle und Mineralien und hilft dadurch bei Magen-Darm-Problemen und Verdauungsbeschwerden. Indem er pathogene Keime und Pilze im Darm beseitigt, unterstützt er eine gesunde Darmflora. Generell fördert er den Appetit und regt die Leber sowie die Galle an. Zudem wirkt er regulierend auf den Fettstoffwechsel und entgiftet den Körper mit seinen schwefel-laktiven Substanzen und seiner harnfördernden Wirkung.

Achtung: Beim Sammeln ist darauf zu achten, dass auch wirklich die Blätter des Bärlauchs geerntet werden. Diese ähneln den giftigen Maiglöckchenblättern. Die Bärlauchblätter erkennt man an dem typischen Knoblauchgeruch, wenn man sie in den Fingern zerreibt. So sollte immer wieder die Geruchsprobe gemacht werden. Die Blätter sind knapp über dem Boden abzuschneiden, sodass die Pflanze wieder nachwachsen kann.

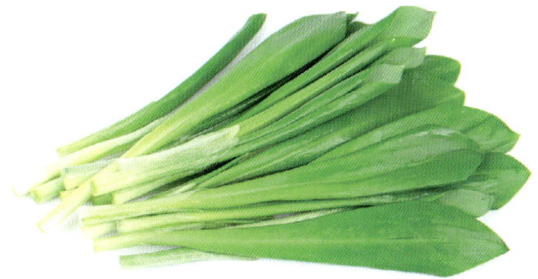

Beifuß (*Artemisia vulgaris*) wächst an vielen Wegrändern. Er ist ein Verwandter des Wermuts und viele Menschen kennen seine verdauungsfördernde Wirkung. Aufgrund seiner Bitterstoffe regt er den Gallefluss und den Appetit an. Die Heilpflanze wird getrocknet als Gewürz verwendet. Sie kann Smoothies einen aromatischen Geschmack verleihen. Dazu sammelt man die jungen Blätter im Frühjahr. Auch im frischen Zustand können gehackte Blätter einen Smoothie würzen. Vorsicht: Ältere Blätter sind außerordentlich bitter.

Brennnesseln (*Urtica*) kommen fast weltweit vor. In Deutschland nahezu überall anzutreffen sind die Große Brennnessel und die Kleine Brennnessel. Sie sind von alters her bekannte Heilpflanzen, die in Gärten und auf nährstoffreichen Böden wachsen. Sie wirken heilend bei Harnwegserkrankungen, rheumatischen Beschwerden, Magen- und Darmverstimmungen sowie Hautunreinheiten. Der Vitamin- und Mineralstoffreichtum der Brennnessel hilft über Erschöpfungszustände hinweg. Sie ist daher besonders gut für Frühjahrskuren geeignet. Auch ihre harntreibende Wirkung beruht auf dem hohen Mineraliengehalt. Junge Blätter, die von Mai bis September gesammelt werden, geben Smoothies ein feines Aroma.

Wenn man Brennnesselblätter sammelt, ist es empfehlenswert, (Gummi-) Handschuhe zu tragen, um die Haut vor den sogenannten Brennhaaren der Pflanze zu schützen. Das Gefühl des „Brennens" auf der Haut kann nur dann entstehen, wenn die Brennnessel ungeschützt angefasst wird und deren Brennhaare die Haut einritzen. Gesammelt werden die jungen Blätter vor der Blüte – ohne die harten Stiele. Wenn man die Brennnesseln mit einem Nudelholz walzt, brechen die Brennhaare ab und die jungen Blätter können roh verwendet werden. Das Walzen mit dem Nudelholz erübrigt sich, wenn die Brennnesselblätter in einem guten Mixer püriert werden. Genießbar wird die Brennnessel auch durch kurzes Blanchieren – kurzzeitiges Garen in kochender Flüssigkeit – oder Kochen. Am vitaminreichsten sind jedoch die frischen Blätter.

Mit **Brunnenkresse** (*Nasturtium officinale*) hält der Frühling Einzug in die Küche. Dieses heimische Kraut wächst an Bächen und ist mit seinem scharf-würzigen Geschmack ideal, um Smoothies zu verfeinern. Brunnenkresse stärkt den Magen und regt die Leber, die Galle sowie die Nieren an. Zudem versorgt sie unseren Körper mit Vitaminen und Mineralstoffen. Durch ihre Senfölglykoside wirkt die Brunnenkresse keimhemmend. So können mit ihr Atemwegs- und Harnwegsinfekte effektiv behandelt werden. Sie dient auch der Vorbeugung von Hals- und Blasen-entzündungen. Das Kraut sollte vor der Verwendung gründlich gewaschen werden, weil an den Blättern Insektenlarven haften könnten.

Ehrenpreis (*Veronica*) ist eine Pflanzengattung, die nach molekularbiologischen Untersuchungen neuerdings zur Familie der Wegerichgewächse (*Plantaginaceae*) gezählt wird. Die kleine Pflanze mit den hellblauen Blüten findet man in Wiesen und Wäldern. Im Mittelalter hatte er den Namen „Allerweltsheil", weil die Ärzte in ihm ein Wundermittel gegen eine Vielzahl von Krankheiten sahen. Auch moderne Kräuterkundige kennen die verdauungsfördernden Eigenschaften der Heilpflanze. Sie kann auch in Smoothies genutzt werden, beispielsweise zur Behandlung von Verdauungsbeschwerden oder zur Anregung des Stoffwechsels. Doch die Dosierung sollte eher gering sein, denn ein Smoothie kann sehr bitter schmecken, wenn zu

Katja Lührs' Tipp: Brennnesselsuppe – ein Rezept

Ich kann mich noch gut daran erinnern, dass bei uns zu Hause, als ich noch klein war, einmal in der Woche eine Brennnesselsuppe auf den Tisch kam. Ein Teil der Brennnesseln wurde zu einer Suppe gekocht, der Rest der frischen jungen Triebe wurde vor dem Servieren ausgewalzt, klein geschnitten und dann unter die Suppe gemischt.

Wenn Brennnesselsuppe pur aber nicht nach Ihrem Geschmack ist, dann probieren Sie einmal eine Kartoffelsuppe mit jungen Brennnesseltrieben – wie ich sie gelegentlich zubereite. Dazu schälen und vierteln Sie die Kartoffeln. Schneiden Sie dabei grüne Kartoffelteile, die das Zellgift Solanin enthalten, großzügig weg. Dann waschen Sie die Brennnesseln – die Sie vorsichtshalber mit Handschuhen anfassen – und geben alles mit etwas warmer Gemüsebrühe in den Mixer. Die Suppe wird nicht gekocht, sondern nur erwärmt – ganz nach Belieben. Bevor Sie die Suppe servieren, streuen Sie frisch gehackte Petersilie darüber. Die Kartoffel ist reich an Vitamin C und Kalium, was hilft, den Säure-Basen-Haushalt des Körpers ins Gleichgewicht zu bringen. Und die Brennnessel ist ein Füllhorn an Vital- und Mineralstoffen, die Sie jung halten und Ihnen Vitalität schenken.

viel Ehrenpreis zugefügt wird. Seine hellblauen Blüten sind eine hübsche Dekoration für Smoothies. Am besten erntet man sie vorsichtig mit der Schere. Achtung
beim Sammeln: Am Ehrenpreis können Zysten des Großen Leberegels haften. Deshalb sollten Viehweiden oder Wildwechsel in Wassernähe beim Sammeln gemieden
werden.

Gänseblümchen (*Bellis perennis*) sehen mit ihren weiß-gelben Blüten nicht nur
hübsch aus, sondern sind auch vitalstoffreiche Heilpflanzen. Sie weisen viele Mineralstoffe wie Magnesium, Kalium, Kalzium und Eisen auf. Zudem enthalten sie
Vitamin C sowie Bitterstoffe und ätherisches Öl. Aufgrund ihrer Inhaltsstoffe eignen sie sich als Bestandteil der Frühjahrskuren oder als Heilmittel zur Behandlung
von Verdauungsbeschwerden. Die Blätter und Blüten der Gänseblümchen schmecken nussig-aromatisch – ähnlich wie Feldsalat – und können wie dieser in Smoothies verwendet werden.

Giersch (*Aegopodium podagraria*) blüht an schattigen Standorten in Wäldern,
Hecken und Gärten. Er wird wegen der Form seiner Blätter auch Geißfuß genannt.
Seine weißen Blüten bilden Dolden, die denen anderer Heilpflanzen ähneln und mit
diesen verwechselt werden können. So gilt es aufmerksam zu sein, wenn man echten Giersch als Lebens- oder Heilmittel verwenden will. Eines seiner Merkmale sind
die dreikantigen Blattstiele. Allgemein ist Giersch ein schmackhaftes Wildgemüse,
das köstlich nach Karotten schmeckt. Seine jungen Blätter gelten als Delikatesse.
Der Giersch enthält ätherische Öle, Vitamin C, Carotin sowie Mineralien und weist
einen Eiweißgehalt von sechs Gramm Protein pro 100 Gramm auf. Auch mit seiner
wassertreibenden Eigenschaft ist er ein geeigneter Bestandteil einer Frühjahrskur.
Die jungen Blätter werden von März bis Juni geerntet. Ältere Blätter, die im Juli
und August gesammelt werden, können gehackt als Gewürz verwendet wurden.
Auch die Blüten sind essbar. Für sie ist der Juli die beste Erntezeit.

Gundermann (*Glechoma hederacea*) ist eine Pflanzenart aus der Familie der Lippenblütler (*Lamiaceae*). Er wurde schon von der heiligen Hildegard von Bingen im
12. Jahrhundert als Bronchial- und Wundheilmittel empfohlen. Diese Anwen-
dungsgebiete sind auch heute noch gültig. Zerreibt man Blätter der Pflanze zwischen den Fingern, entsteht ein aromatisch-würziger Duft. Die heilenden Eigenschaften des Gundermanns beruhen auf seinem Öl, den Gerb- und Bitterstoffen

und dem Vitamin C. Er regt den Stoffwechsel, die Nieren und die Blase an, hilft bei Grippe und Bronchitis und wird dafür als Tee verwendet. Die jungen Blätter des Gundermanns können Smoothies würzen – in kleinen Mengen, da sie sehr herb sind. Es empfiehlt sich, nur ein kleines Blatt pro Portion zu verwenden. Die lila Blüten des Gundermanns mit ihrem zarten Geschmack sind ebenfalls essbar und ermöglichen es, die Smoothies zu dekorieren.

Löwenzahn (*Taraxacum*) ist eine Pflanzengattung aus der Familie der Korbblütler (*Asteraceae*). Ihr bekanntester Vertreter ist der heimische Gewöhnliche Löwenzahn, die „Pusteblume", die schon Kinder kennen. Seine gelben Blüten schmücken zwischen April und Mai Wiesen und Wegesränder. Diese Heilpflanze enthält Bitterstoffe, die den Gallenfluss fördern und die Leber aktivieren. Damit regt der Löwenzahn die Verdauung und den Stoffwechsel an, wärmt den Körper und hilft beim Abnehmen. Er unterstützt zudem die Leber in ihrer Entgiftungsfunktion, was auch für eine reine Haut sorgt. Aufgrund seines hohen Mineralstoffgehalts wirkt er harntreibend. Aus all diesen Gründen eignet sich der Löwenzahn für eine Frühjahrskur. Am besten schmecken seine jungen Blätter. Der Geschmack der älteren, größeren Blätter ist herb, da diese sehr viele Bitterstoffe enthalten. Die Löwenzahnblätter sind eine vitalstoffreiche Zutat der Smoothies – zum Beispiel in einem Mix mit Früchten.

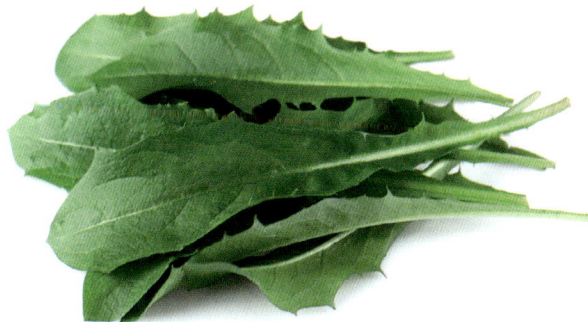

Die **Ringelblume** (*Calendula officinalis*) mit ihren gelb-orangefarbenen Blüten, die in vielen Gärten vorkommt, stammt von der Acker-Ringelblume ab. Diese Blume wächst an Wegesrändern und auf Brachflächen. Der Tee aus ihren Blüten wirkt einerseits schweißtreibend und andererseits krampflösend auf die weiblichen Organe. Die Blüten sind in kleinen Mengen essbar. Sie schmecken aromatisch und leicht nach Kampfer. Man kann mit ihnen die Smoothies würzen und dekorieren. Auch die Blütenblätter – in kleinen Mengen – geben Smoothies eine milde aromatische Würze. Doch Vorsicht: Schwangere und Frauen mit starker Regelblutung sollten sie meiden.

Die **Schafgarbe** (*Achillea*) ist eine Pflanzengattung in der Familie der Korbblütler (*Asteraceae*). Mit ihren filigranen, fein gefiederten Blättern ist sie eine beliebte Heilpflanze. Ihr Duft erinnert an Kamille und Karottengrün. Sie wurde bereits im Altertum verwendet, um zum Beispiel Wunden zu heilen. Die Förderung der Verdauung ist das Hauptanwendungsgebiet des „Bauchwehkrauts". Dabei kommen dessen Bitterstoffe mit ihren verdauungs- und gallefördernden Eigenschaften zur Wirkung. Durch ihre ätherischen Öle und entzündungshemmenden Inhaltsstoffe hat sie sich sogar bei empfindlicher Magenschleimhaut bewährt. Mit ihrer krampflösenden Wirkung eignet sie sich auch zur Behandlung von Frauenleiden – um beispielsweise schmerzhafte Unterleibskrämpfe zu lindern. Die Sammelzeit des erblühten Krauts reicht vom Juli bis in den August. Wenn Sie die Blüten in der Mittagssonne abschneiden, ist der Gehalt an ätherischen Ölen am höchsten. Doch Vorsicht beim Sammeln: Kommt man mit dem Saft der Pflanze in Hautkontakt, sollte man starke Sonneneinstrahlung meiden, da hierdurch eine Hautirritation bzw. -entzündung

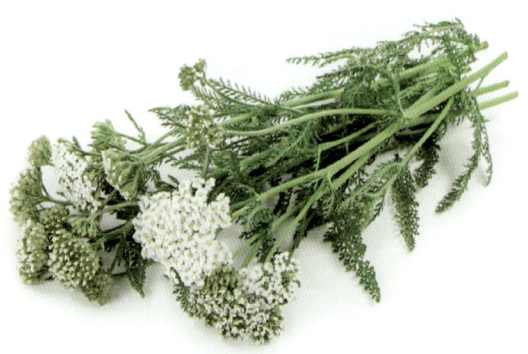

Katja Lührs: Kräuter für eine entschlackende Frühjahrskur

Kräutern wie Brennnesseln, Löwenzahn, Ackerschachtelhalm & Co bin ich bis heute treu geblieben: Brennnessel und Löwenzahn eignen sie sich besonders gut für eine Kur im Frühjahr, die den Körper entschlackt und von Giftstoffen befreit. Die Brennnessel enthält viel Eisen und Magnesium sowie Kieselsäure – das ist gut für Haare, Haut und Fingernägel. Pflücken Sie die Brennnessel mit Handschuhen und verwenden Sie nur die jungen, zarten Blätter und Sprossen. Zum Entgiften trinken sie täglich Tee aus Brennnesseln und Löwenzahn. Dazu gießen Sie 1 Tasse kochendes Wasser auf 2 Teelöffel fein geschnittene Kräuter. Davon trinken Sie täglich mindestens 3 Tassen – möglichst ohne Zucker.

ausgelöst werden kann. Die jungen Blätter der Schafgarbe können mit ihrem bitteren Aroma auch in geringen Mengen als Smoothiebeigabe genutzt werden. Man kann aus der getrockneten Schafgarbe auch einen Tee herstellen, der in die Smoothies gegeben werden kann. Für Letzteres ist ein Teelöffel Schafgarbenkraut mit einer Tasse heißem Wasser zu überbrühen und sieben Minuten bedeckt ziehen zu lassen. Schwangere sollten die Schafgarbe allerdings meiden, da die Inhaltsstoffe der Pflanze wehen- und menstruationsfördernd wirken!

Die **Vogelmiere** (*Stellaria media*) gehört zur Familie der Nelkengewächse (*Caryophyllaceae*). Diese Pflanze mit ihren weißen kleinen Sternenblüten findet man häufig auf unbebauten Plätzen und Böschungen, in Äckern und Gärten. Die Pflanze vermehrt sich mit Wurzelausläufern. Sie ist reich an Mineralien wie Eisen, Magnesium und Kieselsäure. So spendet sie Menschen, die genesen wollen, als vitalstoffreiche Nahrung neue Energie. Verwendet wird dazu das oberirdisch wachsende Kraut samt Blüten, das man das ganze Jahr über pflücken kann. Die jungen Triebe schmecken köstlich wie frische Haselnüsse. Die Vogelmiere kann reichlich in Smoothies verwendet werden.

Küchenkräuter – Power aus dem eigenen Garten

Gartenkräuter sind wie ihre Vorfahren – die Wildkräuter – erfrischend und äußerst vitalstoffreich. Sie liefern Vitamine, Mineralstoffe, Spurenelemente und sekundäre Pflanzenstoffe. So enthalten sie beispielsweise Vitamin C, B_1, B_2 und B_6 sowie Mineralstoffe wie Kalium, Kalzium, Eisen, Magnesium und Zink. Mit ihren Vitalstoffen bereichern sie unsere Ernährung ungemein. Sie verfeinern Ihren Smoothie also nicht nur durch ihren Geschmack, sondern liefern auch jede Menge Gesundheit und Vitalität. Eine kleine Auswahl an Küchenkräutern möchten wir Ihnen hier vorstellen:

Basilikum (*Ocimum basilicum*) ist eine Gewürzpflanze aus der gleichnamigen Gattung Basilikum (*Ocimum*) der Familie der Lippenblütler. Es ist eines der beliebtesten Küchenkräuter. Schon vor Tausenden von Jahren nutzten die Inder dieses Kraut. Sein Name leitet sich aus dem Griechischen ab und bedeutet so viel wie „königliche Heilpflanze". Daher wird die Pflanze auch „Königskraut" genannt. Frisch geerntetes Basilikum schmeckt leicht pfeffrig. Smoothies können damit aromatisch verfeinert werden. Die Blätter des Basilikums enthalten neben ätherischen Ölen auch Gerbstoffe, die den Appetit sowie die Verdauung und den Stoffwechsel anregen. Das getrocknete Kraut enthält weniger ätherische Öle – und hat dadurch weniger Geschmack – als die frische Pflanze. Die Basilikumblättchen sollten erst kurz vor der Verwendung von den Stielen gepflückt werden. Vorteilhaft ist es, nur die jungen Spitzen der Triebe zu ernten. Die Pflanze kann dann nämlich neue Seitentriebe entwickeln. Wenn auf diese Weise konsequent geerntet wird, wächst die Pflanze üppig in Form eines Busches.

Dill (*Anethum graveolens*) ist eine Heil- und Gewürzpflanze mit langer Tradition. Bereits die alten Ägypter, Griechen und Römer haben mit Dill ihre gesundheitlichen Beschwerden kuriert. Seine ätherischen Öle und anderen Inhaltsstoffe wirken appetitanregend, krampflösend und verdauungsfördernd. Dadurch hat er sich bei Magen-Darm-Beschwerden bewährt. Auch in der Küche wird er zum Würzen von Speisen und Salaten eingesetzt. Frischer Dill schmeckt aromatisch und würzig, ähnlich wie Fenchel oder Anis. Seine Samen können auch als nervenberuhigendes Mittel eingesetzt werden. Als Tee zubereitet, fördern sie zudem den Schlaf.

Liebstöckel (*Levisticum officinale*) ist auch unter dem Namen „Maggikraut" bekannt. Die aromatisch duftende Pflanze kann eine bis zu zwei Meter hohe Staude bilden,

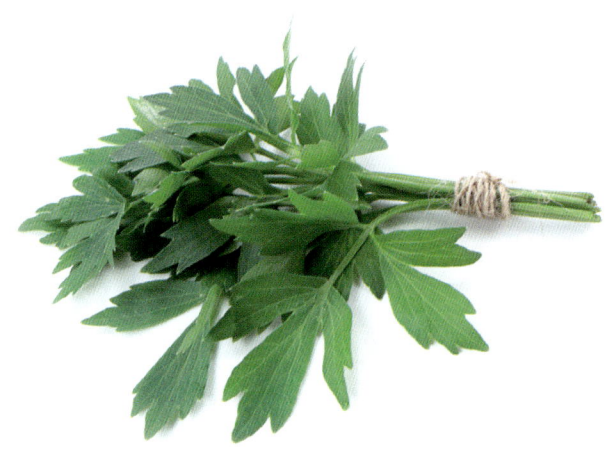

die Blüten sind gelblich. In der Küche werden die Liebstöckelblätter beispielsweise zum Würzen von Suppen verwendet. Mit den ätherischen Ölen und Bitterstoffen ist Liebstöckel auch als Heilpflanze geeignet. Dabei wird er hauptsächlich wegen der verdauungsfördernden Wirkung genutzt. Andererseits ist Liebstöckel mit seiner harntreibenden Eigenschaft ein besonders bewährtes Mittel bei entzündlichen Harnwegsinfekten, bei Blasen- und Nierenbeschwerden.

Majoran (*Origanum majorana*) gehört zur Familie der Lippenblütler wie auch Basilikum, Minze und Salbei. Er ist mit dem Dost (*Origanum vulgare*), auch „Oregano" oder „Wilder Majoran" genannt, verwandt. Beide Arten werden mit ihren frischen Blättern, die besonders aromatisch sind, und als getrocknetes Gewürz vielseitig in der mediterranen Küche verwendet. Der Geschmack des Majorans ist pikant, leicht süßlich und ein wenig bitter. Mit seinen Inhaltsstoffen stärkt er die Verdauung. Seine wichtigsten Mineralstoffe sind Kalium und Kalzium: Er enthält 351 Milligramm Kalzium und 270 Milligramm Kalium pro 100 Gramm.

Petersilie (*Petroselinum crispum*) zählt zu den verbreitetsten Küchenkräutern und wurde schon in der Antike genutzt. Die Griechen schätzten sie als heilige Pflanze und schmückten den Sieger eines Wettkampfs mit einem Kranz aus Petersilienblättern. Mit ihren ätherischen Ölen eignet sich die Petersilie auch als Heilpflanze. So leistet sie gute Dienste zur Behandlung von Appetitlosigkeit und Verdauungsbeschwerden. Petersilie ist zudem kalium- und kalziumreich. Außerdem soll sie nach dem Genuss von Knoblauch für frischen Atem sorgen. Die Pflanze gibt es sowohl mit glatten als auch mit krausen Blättern. Schwangere sollten Petersilie und deren Samen meiden, da die giftige Substanz Apiol, die in ihrem ätherischen Öl enthalten ist, zu Fehlgeburten führen kann.

Rosmarin (*Rosmarinus officinalis*) ist in vielen Kräutergärten zu finden. Schon vor etwa 2000 Jahren wurde er aus dem Mittelmeerraum nach Mitteleuropa gebracht. Rosmarin ist an seinen schmalen, immergrünen Blättern mit dem charakteristischen Duft zu erkennen. Die hellblauen Blüten der Pflanze kann man von März bis Mai bewundern. In der Naturmedizin ist Rosmarin als Gewürz- und Heilpflanze unverzichtbar. Rosmarin wirkt entzündungshemmend und stärkt das Herz-Kreislauf-System. Er kann bei niedrigem Blutdruck helfen.

Salbei (*Salvia officinalis*) hat eine jahrtausendelange Tradition als Heilkraut. Der Tee aus Salbei ist vielen Menschen als Mittel zur Linderung von Heiserkeit und Halsschmerzen bekannt. Auch bei übermäßigem Schwitzen kann er helfen. Dabei ist der Echte Salbei einzusetzen, da der Wiesensalbei nur eine schwache Wirkung zeigt. Außerdem regt der Salbei die Verdauungstätigkeit an. Deshalb werden in der Küche Salbeiblätter verwendet. Diese sollten jedoch vorsichtig dosiert werden, da ihre Würzkraft stark ist. Von einer langandauernden Verwendung des Salbeis ist aufgrund des Thujon-Gehalts abzuraten. Thujon kann – in großen Mengen – Vergiftungserscheinungen verursachen. Kleinkinder und Schwangere sollten auf Salbei verzichten. Stillende Mütter sollten möglichst wenig von der Heilpflanze zu sich nehmen, da sie die Milchproduktion hemmt.

Schnittlauch ist eines der bekanntesten Gartenkräuter. Er gehört zur Familie der Lauchgewächse und ist aufgrund seines feinen Zwiebelgeschmacks sehr beliebt. Er bietet viele Vitamine – vor allem Vitamin C – und Mineralstoffe wie Kalium sowie ätherische Öle. Auch als Heilpflanze kann er genutzt werden. So eignet sich der Schnittlauch zur Behandlung von Magen- und Darmentzündungen und Frühjahrsmüdigkeit. Darüber hinaus wirkt er auch harntreibend und kann bei einer Frühjahrskur eingesetzt werden, wobei er viele Vitalstoffe liefert. Seine stärkste Heilwirkung zeigt er, wenn er frisch gegessen wird.

Die wärmeliebende Pflanze **Stevia** stammt aus Südamerika. Die Blätter der Art Stevia rebaudiana werden in ihrem Herkunftsland Paraguay zum Süßen des herben Matetees genutzt. Die Süßkraft basiert auf den sogenannten Steviolglykosiden. Diese Inhaltsstoffe werden aus den Steviablättern extrahiert, um einen Süßstoff zu gewinnen, der bis zu 300-mal süßer ist als Zucker. Seit dem Jahr 2011 hat die Europäische Kommission die Stevioglykoside als Lebensmittelzusatzstoffe zugelassen. Der Stevia-Süßstoff ist kalorienfrei und verursacht keine Karies. Er sollte allerdings vorsichtig in kleinen Mengen dosiert werden, da er intensiv ist und einen bitteren Nachgeschmack hat. Die Lebensmittelbehörde EFSA (*European Food Safety Authority*) rät zudem, die tägliche Aufnahmemenge auf maximal 4 Milligramm Stevioglykoside pro Kilogramm Körpergewicht zu beschränken.

Thymian (*Thymus vulgaris*) ist eine Heilpflanze, die hauptsächlich durch ihre heilsame Wirkung auf die Atemorgane bekannt ist. Der gesundheitsfördernde Effekt beruht vor allem auf den ätherischen Ölen, die keimhemmend wirken. Durch sie duftet er intensiv aromatisch. Doch Thymian ist auch als Gewürz beliebt und zeichnet sich durch einen pfeffrigen, leicht herben Geschmack aus. Er fördert die Verdauung und sollte zum Würzen der Speisen und Smoothies maßvoll eingesetzt werden.

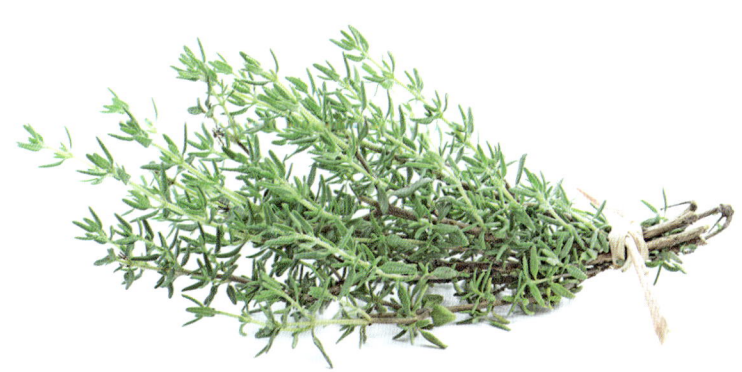

Essbare Blüten – Farben aus der Natur als Deko für Ihren Smoothie

Blüten bezaubern mit leuchtenden Farben, filigranen Formen und himmlischen Wohlgerüchen. Die meisten der farbigen Prachtstücke sehen nicht nur schön aus und duften wundervoll, sondern sind auch essbar. So eignen sie sich als Dekoration sowie als Zutat für Smoothies und andere kulinarische Genüsse. Schon in früheren Jahrhunderten wurden sie wegen ihrer Schönheit und ihres Aromas wertgeschätzt. Heutzutage entdecken Gourmets und Kräuterkundige sie wieder neu als Beigabe delikater Speisen und Getränke. Manchen ist schon bekannt, dass Kürbis- und Zucchiniblüten den Geschmackssinn erfreuen. Doch auch die Blüten kultivierter Kräuter wie Majoran, Salbei und Thymian lassen sich für Smoothies nutzen. Ebenso bieten Wildkräuter wie Gänseblümchen, Löwenzahn, Klee und Kornblumen eine farbliche und sinnenfrohe Bereicherung für die Vitalstoff-Cocktails. Sogar Blumen aus dem Garten wie Taglilien und Rosen können kulinarisch verwendet werden, wenn sie aus biologischem Anbau stammen.

Allgemein sind Blüten sowohl als Beimengung in Smoothies als auch als Schmuck von Trinkgläsern ein Fest für die Sinne. Zudem enthalten die farbigen Schönheiten viele Inhaltsstoffe, die der Gesundheit zugutekommen: sekundäre Pflanzenstoffe wie ätherische Öle, Anthozyane, Flavonoide, Betacarotinoide und Senfölglykoside. Die Substanzen nutzen den Blumen und anderen Gewächsen, indem sie diese zum Beispiel vor der Sonne schützen. Auf ähnliche Art und Weise wie sie den Pflanzenzellen helfen, leisten sie auch gute Dienste für die menschlichen Körperzellen (siehe Kapitel über sekundäre Pflanzenstoffe). Bisher sind die gesundheitsfördernden Pflanzenstoffe nur zum Teil erforscht. Die Wissenschaft ist mit ihrem Latein jedoch noch lange nicht am Ende. Man sagt ja auch, dass „gegen jede Krankheit ein Kraut gewachsen ist" – und mit Sicherheit auch eine Blume. Forscher vermuten in den Urwäldern noch unglaubliche Schätze an unentdeckten Pflanzen, Kräutern und Blumen, die für die Gesundheit der Menschen förderlich sind. Umso mehr sollten wir helfen, die Regenwälder zu schützen.

Die Blüten ermöglichen unterschiedliche – oft zart-aromatische – Geschmackserlebnisse und sind in jedem Fall eben ein Augenschmaus. Naschkatzen können sich an den süßlichen Blüten des Rotklees, der Veilchen, des Löwenzahns und des Holunders erfreuen. Auch Taglilien beglücken den Gaumen mit einem süßlichen Aroma, das dem der Zuckererbsen ähnelt. Leicht nussig schmecken Gänseblümchen, wenn sie noch nicht ganz geöffnet sind. Kapuzinerkresseblüten zeichnen sich hingegen durch ihr scharfes Aroma aus – ähnlich dem des Meerrettichs. Einen pfeffrigen Geschmack bieten indessen Basilikumblüten. Wer eine gewisse Würze bevorzugt, sollte zu Kräuterblüten greifen, zum Beispiel zum Lavendel. Die essbaren Blüten kann man in vielen Smoothie-Kreationen verwenden. Sie verfeinern die cremigen Getränke und verleihen ihnen das Tüpfelchen auf dem i. Dazu werden einfach eine Handvoll der Blüten in die Vitalstoff-Cocktails gemixt. Das Auge isst bekanntlich mit, darum ist es klug, einige der zarten bezaubernden Blütengebilde am Rand der Smoothiegläser anzubringen oder auf einen Unterteller zu legen – für den optischen Genuss.

Einige Blüten und ihre gesundheitsfördernde Wirkung

Die **Gänseblümchen** (*Bellis perennis*) sind uns allen bekannt aus unserer Kindheit. Ihr lateinischer Name Bellis perennis bedeutet „schön" und „ausdauernd", weil sie das ganze Jahr über blühen. Die meisten Blüten kann man zwischen Mai und August auf den Wiesen finden. Sie sind vitamin- und mineralstoffreich. Die Blütenköpfchen enthalten zudem ätherische Öle, Saponine, Gerb- und Bitterstoffe. Damit helfen sie, Erkältungskrankheiten vorzubeugen und diese zu kurieren. Gleichzeitig bieten sie sich zur Stoffwechselförderung bei Verdauungsproblemen an. Sie schmecken nussig und sehen so entzückend aus, dass Smoothies – mit ihnen bestreut – zu besonders hübschen Hinguckern werden.

Die **Echte Kamille** (*Matricaria chamomilla*) ist eine der ältesten Heilpflanzen. Bis heute wird sie als Naturheilmittel bei Magen-Darm-Beschwerden und Erkältungen genutzt. Ihre Heilkraft beruht auf ihren ätherischen Ölen, Flavonoiden und sogenannten Schleimstoffen. Mit ihren beruhigenden und entzündungshemmenden Eigenschaften hat sie sich vor allem auch zur Behandlung gereizter Mägen bewährt. Üblicherweise wird dazu Kamillentee eingesetzt. Doch dieser Tee kann auch in Smoothies verwendet werden. Frische Kamillenblüten schmecken noch intensiver als der aus ihnen zubereitete Tee. Sie verleihen Smoothies die für sie typische Geschmacksnuance und lassen sie zum besonders bekömmlichen Labsal werden. Doch Achtung: Wer heilsame Kamillenblüten sammeln möchte, sollte darauf achten, dass er auch die echten pflückt. Diese sind an ihrem charakteristischen Aroma und dem hohlen Blütenboden zu erkennen – und damit von der

Acker-Hundskamille zu unterscheiden, deren Blüten nicht duften. Ein Merkmal der Kamille sind auch ihre feinen gefiederten Blätter. Übrigens: Allergien verursacht die Kamille nur sehr selten.

Die **Kapuzinerkresse** (*Tropaeolum*) liefert ein Feuerwerk an leuchtenden Blütenfarben in Orange, Rot und Gelb. Sie ist mit ihren Blüten und den runden Blättern als Gewürz- und Heilpflanze bekannt. Ihr scharfer Geschmack verleiht Smoothies eine kraftvolle Note und eignet sich vor allem für pikante Getränke. Das Aroma und die Heilwirkung der Kapuzinerkresse beruhen hauptsächlich auf ihren Senfölglykosiden. Diese leisten als natürlicher Penicillinersatz bei Erkältungen und Infekten der oberen Atemwege sowie bei Blasenentzündungen wertvolle Dienste, denn sie hemmen das Wachstum von Bakterien und Viren. Bei einer Bronchitis gehört also unbedingt Kapuzinerkresse in die Smoothies – bei Belieben in Kombination mit Meerrettich. Auch als Dekor kulinarischer Köstlichkeiten sind die Blüten eine Augenweide.

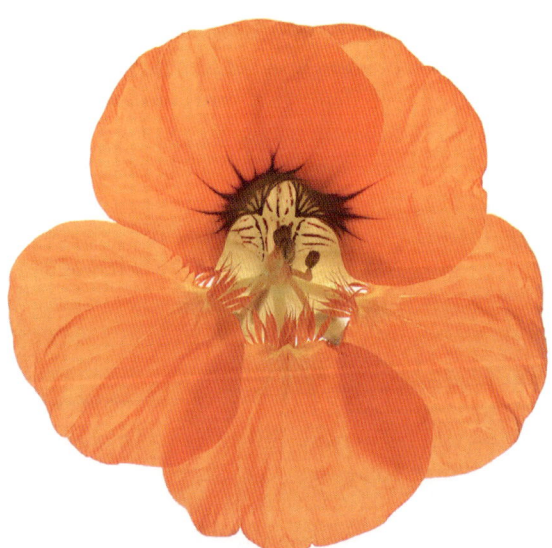

Der **Löwenzahn** (*Taraxacum*) gilt als Delikatesse unter den essbaren Blumen. Dabei werden seine gelben Blütenblätter und Knospen verwendet. Leicht lässt er sich an seinen gelben Blüten und den gezackten Blättern erkennen. Er ist bekannt für seine verdauungsfördernde und stoffwechselanregende Wirkung – aufgrund seiner Bitterstoffe, Flavonoide, Carotinoide, Vitamine und Mineralien. Hauptsächlich seine bitter schmeckenden Bestandteile – zum Beispiel in den Kelchen der Blüten – sind gallensekretionsfördernd. So können diese Smoothies in alkoholfreie Aperitifs verwandeln. Dazu werden mehrere Blüten mit anderen Zutaten zusammen gemixt. Die gelben süßen Blütenblätter – aus dem Kelch gezupft – können auch als attraktiver Blickfang auf die Smoothies gestreut werden.

Die **Ringelblume** (*Calendula officinalis*) ist ein Klassiker in der Kräuterapotheke. Die orangeroten Blüten enthalten viele heilsame Wirkstoffe wie Carotinoide, Flavonoide und ätherische Öle. Diese sind bekannt für ihre entzündungshemmende und wundheilende Wirkung. Die Ringelblumenblüten sind essbar und deshalb eine mögliche – mild schmeckende – Zutat der Smoothies. Doch Vorsicht: Die Blüten können nur in kleinen Mengen verzehrt werden. Schwangere und Frauen mit starker Regelblutung sollten auf sie verzichten. Denn die Ringelblumen gelten als menstruations- und wehenfördernd. Als Schmuck von Speisen und Getränken sind die orangen Schönheiten selbstverständlich ein Traum.

Oft werden die Ringelblumen zudem in Tees – zur äußeren Anwendung – und Salben genutzt, welche die Wundheilung fördern. Smoothies können mit Ringelblumenblüten angereichert und dann auf die Haut aufgebracht werden. Ihr Plus: Sie machen die Haut wunderbar weich und eignen sich auch für trockene und empfindliche Haut. Zudem werden sie gut vertragen. Nur in äußerst seltenen Fällen kommt es zu allergischen Reaktionen aufgrund einer Korbblütlerallergie.

Der **Rotklee** (*Trifolium pratense*) hat schon viele Smoothie-Liebhaber in frühen Jahren erfreut. Wer ist nicht als Kind über Wiesen gesprungen – auf der Suche nach dem „vierblättrigen Glück"? Dabei haben viele den süßen Geschmack der kugelförmigen Rotkleeblüten genascht. Diese rosa-lilafarbene Süße kann auch für die Vitalstoff-Cocktails verwendet werden. Seit Langem werden die Rotkleeblüten in der Volksmedizin als Hustentee bei Erkältungen genutzt. Heutzutage werden sie auch als Nahrungsmittelergänzung eingesetzt, um Wechseljahresbeschwerden vorzubeugen und zu behandeln. Rotklee enthält sogenannte Phytoöstrogene, die schwach östrogen wirksam sind. Smoothies mit rotem Klee kommen also vor allem Frauen als Naturheilmittel zugute.

Eine Auswahl an essbaren Blüten und die Monate, in denen sie gesammelt werden:

Apfelblüten: April bis Mai
Artischockenblüten: August bis Oktober
Bärlauchblüten: April bis Juni
Blumenkohlblüten: Juni bis November
Borretschblüten: Mai bis September
Brokkoliblüten: Juli bis Oktober
Brunnenkresseblüten: Mai bis Juli
Gänseblümchenblüten: fast das ganze Jahr über
Gierschblüten: Juli
Hibiskusblüten: Juli bis September
Holunderblüten: Mai bis Juni
Jasminblüten: Juni bis September
Kamilleblüten: Mai bis Juni
Kapuzinerkresseblüten: Mai bis Oktober
Kornblumenblüten: Juni bis Oktober
Kürbisblüten: Juni bis August
Königskerzenblüten: Juli bis September
Lavendelblüten: Juni bis August
Lindenblüten: Juni
Löwenzahnblüten (ausgezupfte Blütenblätter und Knospen): April bis Juni
Malvenblüten: Juli bis September
Majoranblüten: Juni bis September
Nachtkerzenblüten: Juli bis September
Ringelblumenblüten: Juni bis Oktober
Romanescoblüten: Juni bis Oktober
Rosenblüten, essbare Rosenblätter: Mai bis November
Rotkleeblüten: Mai bis September
Salbeiblüten: Mai bis Juli
Scharfgarbeblüten: Juni bis Oktober
Schnittlauchblüten: Mai bis August

Sonnenblumenblüten: Juli bis September
Taglilienblüten: Juli bis August
Thymianblüten: Juni bis September
Veilchenblüten: März
Vogelmiereblüten: fast das ganze Jahr über
Zitronenbaumblüten: über das ganze Jahr
Zucchiniblüten: Juli bis August

Toll, welch ein Geschenk: Mutter Natur offeriert die zahlreichen Blüten gratis – hauptsächlich zwischen dem Frühjahr und dem Herbst. Um die Flora achtsam zu behandeln und ihr eine Chance zu geben, uns im nächsten Jahr wieder zu beglücken, sollten Smoothie-Liebhaber nur solche Pflanzenteile „ernten", die in großen Mengen vorkommen.

Doch Vorsicht! Wer Blüten sammeln möchte, sollte ganz genau wissen, welche gegessen werden dürfen, und nur diese pflücken. Verwechslungen können lebensgefährlich sein. Giftige Kräuter, Sträucher und Blumen sind zu meiden. Auch bei Blütenpflanzen, die am Rande vielbefahrener Straßen oder auf mit Chemikalien behandelten Feldern wachsen, gilt vorsichtshalber: Hände weg. Blüten aus Blumenläden erweisen sich für Smoothie-Kreationen meistens ebenfalls als ungeeignet, weil sie häufig mit chemischen Pflanzenschutzmitteln behandelt wurden.

Grundsätzlich ist es vorteilhaft, die Blütenwunder aus dem eigenen biologischen Garten selbst zu ernten. So gelangen sie frisch in die Smoothies. Weil Blüten sehr zart und empfindlich sind, sollten sie am besten erst kurz vor dem Gebrauch von der jeweiligen Pflanze abgezupft werden. Danach ist es für Smoothie-Fans ratsam, die zarte Farbenpracht genau anzuschauen und kleine Insekten hinaus zu pusten oder zu schütteln. Falls die Blüten nicht sofort zum Einsatz kommen, können sie in einer Schüssel mit Wasser noch einige Stunden lang aufbewahrt werden.

Gut zu wissen: Bei manchen Arten wie Rosen und Chrysanthemen sind nur die Blütenblätter essbar. Smoothie-Freunde entfernen am besten ihre harten Stiele. Zudem ist zu beachten, dass vor allem Chrysanthemen aufgrund ihrer Inhaltsstoffe allergische Reaktionen auslösen können. Deshalb tun vor allem Menschen mit Allergien gut daran, die Blütenblätter nur vorsichtig zu probieren und herauszufinden, ob sie verträglich sind. Dabei sollten sie die pollentragende Staubgefäße und Stempel der Blüten beseitigt haben, weil diese oft Allergien auslösen.

Es ist auch möglich, die Blüten zu trocknen und aufzubewahren. Dabei darf die Trockentemperatur im Backofen maximal 35 °C betragen, weil ansonsten die ätherischen Öle verfliegen. Am einfachsten lassen sich die Blüten auf einem mit einem Stoff bedeckten Kuchenblech, einem Gitter oder in einem Netz trocknen – in einem schattigen Raum ohne direkte Sonneneinstrahlung. Wenn die Blüten trocken sind, werden sie in verschließbaren Gläsern oder Dosen kühl, dunkel und trocken aufbewahrt. Innerhalb von 12 Monaten sollten sie verbraucht werden. Empfehlenswert ist es jedoch, die Blüten frisch zu verwenden, weil sie dann die meisten Vitalstoffe enthalten.

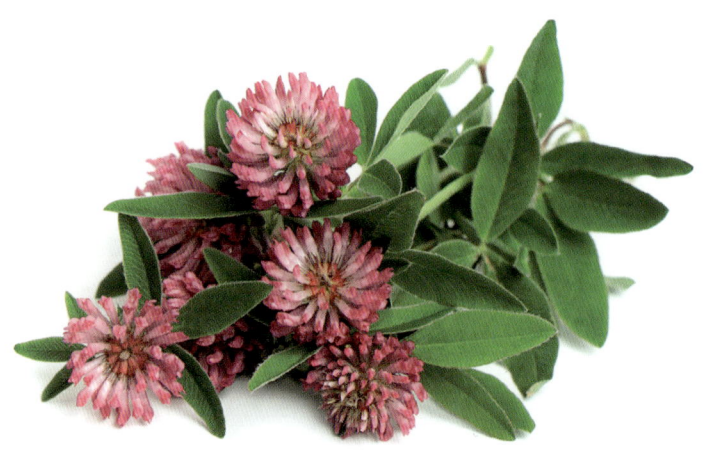

Chlorophyll – ein Gesundheitselixier

Grün ist die häufigste Farbe der Pflanzenwelt beziehungsweise der Natur. Verant-wortlich dafür ist der Farbstoff Chlorophyll, der die Pflanzen grün erscheinen lässt. Dieser ist die einzige bekannte natürliche Verbindung, die das Licht der Sonne ein-fängt und diese als verfügbare Energie speichert. Dieser Vorgang der Fotosynthese ermöglicht Leben. Dabei verwenden die Pflanzen das Licht der Sonne und Wasser aus der Erde sowie Kohlendioxid aus der Luft und stellen damit ihre eigenen Ener-gielieferanten und Reserven – Zucker und Stärke – her. Zudem ernähren die grü-nen Pflanzen uns Menschen und die Tiere und stellen den Sauerstoff her, welcher das Leben auf unserer Erde erst ermöglicht.

Und Chlorophyll kann noch mehr! Das Motto „Essen und trinken Sie grün" hat eine für die Gesundheit relevante Bedeutung: Studienergebnisse weisen darauf hin, dass Chlorophyll und Chlorophyllin, welches ein Abbauprodukt des Chloro-phylls ist und bei der Verdauung im menschlichen Körper entsteht, die Krebsent-stehung hemmen können.[10] Chlorophyllin verhindert beispielsweise die Bindung von krebserregenden Substanzen an die DNA – die Erbanlagen.[11] So erklärt die tumorhemmende Wirkung des Chlorophylls zum Teil den schützenden Effekt des grünen Gemüses, Blattgemüses und der Kräuter, wie Studien belegen. Zudem fanden Forscher des Linus Pauling Institutes in Oregon (USA) heraus, dass Chlo-rophyllin Darmkrebs hemmt und deshalb als chemotherapeutisches Mittel geeig-net sein kann – alleine oder in Kombination mit herkömmlichen Chemothera-peutika.[12] Ein Vorteil ist, dass auch große Mengen an Chlorophyll gut verträglich sind. Im Gegensatz dazu haben bekanntlich manche Chemotherapeutika Neben-wirkungen, die – wenn man beispielsweise den Beipackzetteln etwas Aufmerk-samkeit schenkt – gravierend sein können. Deshalb erforschen Wissenschaft-ler weiter die Verwendung von Chlorophyll als natürliches chemotherapeutisches Mittel. Wahrscheinlich ermöglicht Chlorophyll darüber hinaus, die Nebenwir-kungen der herkömmlichen Chemotherapien zu reduzieren. Empfehlenswert ist – speziell auch bei einer Behandlung mit Chemotherapie –, dem Körper möglichst viele Vitalstoffe sowie Chlorophyll mit Obst, Gemüse und Smoothies zuzuführen, wobei die Menge natürlich abhängig von der individuellen Verträglichkeit ist.

Insgesamt ist Chlorophyll ein wichtiger Bestandteil einer gesunden Ernährung. Um weitgehend von seiner gesundheitsfördernden Wirkung zu profitieren, soll-ten die Smoothies eine möglichst große Menge des gesunden grünen Farbstoffs enthalten. Reich an Chlorophyll sind dunkelgrüne Blattgemüse wie beispielsweise Spinat, Grünkohl, Feldsalat, Rucola sowie Wildkräuter wie Löwenzahn, Brennnesseln und Giersch.

Smoothieliebhaber kennen weitere gesundheitsfördernde Wirkungen des Chlorophylls. Allerdings sind diese bisher nur teilweise wissenschaftlich untersucht und nachgewiesen.

Chlorophyll zeichnet sich durch seine molekulare Ähnlichkeit mit dem roten Blutfarbstoff Hämoglobin aus. Der Unterschied zwischen den beiden besteht darin, dass sich im Zentrum des Hämoglobins Eisen befindet, wohingegen im Chlorophyll an zentraler Stelle Magnesium zu finden ist. Die Hämoglobinmoleküle sind Bestandteile der roten Blutkörperchen und haben die Aufgabe, Sauerstoff im Blut

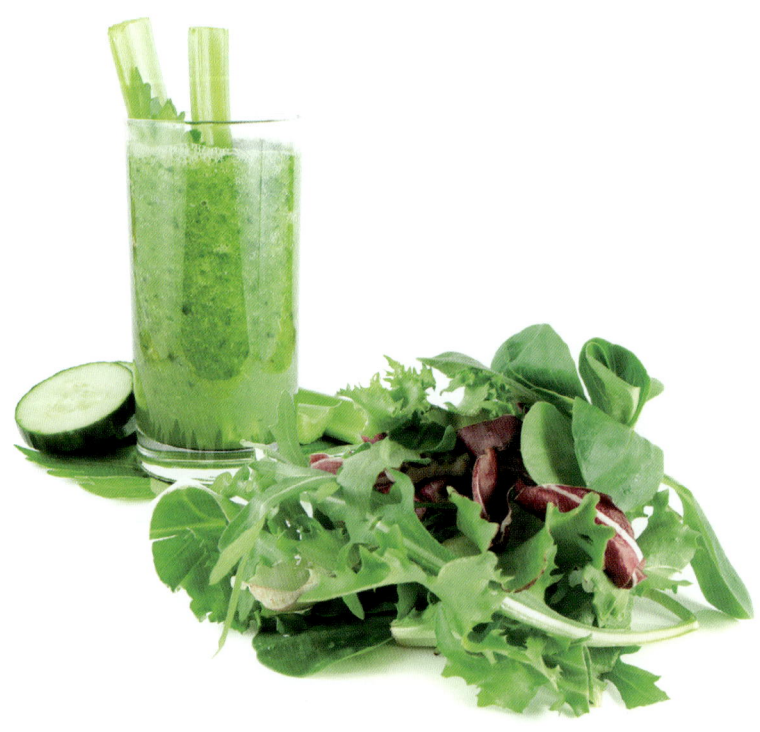

zu transportieren. Bereits 1936 stellte der Wissenschaftler Dr. Arthur Patek fest, dass bei Patienten mit Eisenmangel die Anzahl der roten Blutkörperchen und die Menge des Hämoglobins durch chlorophyllhaltige Lebensmittel in Kombination mit Eisen schneller stieg als durch Eisenpräparate alleine. So kann der Körper, wenn ihm genügend Chlorophyll zugeführt wird, besser mit Sauerstoff versorgt werden.

Des Weiteren wiesen Forschungsarbeiten der 1940er Jahre darauf hin, dass Chlorophyllin die Wundheilung beschleunigt. Zudem hat es einen trocknenden und geruchsbindenden Effekt auf Wunden. Seitdem werden Salben und Lösungen mit Chlorophyllin zur Behandlung von Wunden eingesetzt.[13] In den USA sind Salben, die Chlorophyll sowie Urea und Papain beinhalten, immer noch auf Rezept erhältlich.[14] Einige Untersuchungen haben außerdem gezeigt, dass Chlorophyll die Symptome von Entzündungen der Nasenschleimhaut und der Ohren sowie von Mittelohrentzündungen bei Menschen reduzieren kann.[15] Chlorophyll kann ferner als sogenannter Chelat-Bildner die Entgiftung unterstützen. Denn Chelat-Bildner besitzen die nachgewiesene Eigenschaft, Schwermetalle wie Blei und Quecksilber zu binden. Das gebundene Schwermetall wird dann über den Urin aus dem Körper ausgeschieden.

Einige Anhänger der grünen Vitalstoff-Cocktails stellen außerdem fest, dass sie mithilfe der grünen Smoothies weniger durch Mundgeruch beeinträchtigt sind. Anscheinend haben die grünen Getränke eine geruchstilgende Wirkung bzw. einen positiven Effekt auf die Verdauung.

Manche Fans der grünen Getränke berichten, dass sie sich durch die Smoothies ausgeglichener und entspannter fühlen. Wahrscheinlich spielt dabei das Grün – als Farbe der Harmonie und der erblühenden Natur – auf psychologische Art und Weise eine Rolle. Doch möglicherweise sind dabei auch sogenannte Biophotonen bedeutsam. Der deutsche Physikprofessor Fritz-Albert Popp wies nach, dass biologisches Material Licht ausstrahlt, das er „Emission von Biophotonen" nannte. Popp vertritt die These, dass Lebensmittel Lichtinformation seien, da Pflanzen ihr Licht von der Sonne erhalten. Es steht zu hoffen, dass die Wissenschaft den Einfluss der Biophotonen auf die Gesundheit noch genauer erforschen wird.

Fazit: Als Gesundbrunnen gelten alle grünen essbaren Pflanzen wie (Wild-)Kräuter und (Blatt-)Gemüse, grüne Sprossen, Säfte aus Weizengras und anderen Getreidearten sowie Grünalgen und Mikroalgen wie Spirulina und Chlorella. Auch viele Ärzte weltweit vertreten die Ansicht, dass Chlorophyll einer der wichtigsten Nahrungsbestandteile sei.

Die Ernährung der Menschenaffen

Auch ein Blick ins Tierreich kann uns Aufschluss über eine gesunde Ernährung geben. Der große Anteil grüner Blätter in der Nahrung der Menschenaffen kann ein Hinweis darauf sein, dass auch Menschen gut daran taten, viel grünes Blattgemüse und Kräuter im Speiseplan mit einzufügen. Denn Affen sind – in genetischer Hinsicht die nächsten tierischen Verwandten der Menschen. Besonders Schimpansen weisen viele ähnliche Eigenschaften wie der *Homo sapiens* auf.[16] Der Vergleich zeigt, dass das Erbgut von Menschen und Schimpansen zu 98,4 Prozent identisch ist. Bemerkenswerterweise besteht die Ernährung der Schimpansen zu etwa 50 Prozent aus Früchten, zu circa 40 Prozent aus Blättern und zu ungefähr 10 Prozent aus Baumrinden, Samen und anderem. Damit erhalten sie sich gesund und munter. Die Früchte, die Schimpansen auf ihrem Speiseplan haben, setzen sich allerdings – was ihren Nährstoffgehalt anbelangt – völlig anders zusammen als die Früchte, die wir Menschen täglich essen. Seit der Mensch Früchte anbaut, sind diese leider immer süßer gezüchtet worden. Das bedeutet, sie haben viel mehr Fruchtzucker in sich gespeichert als die ursprünglichen, wilden Obstsorten. Wenn der Schimpanse 50 Prozent seiner täglichen Nahrung mit Früchten abdeckt, so enthalten diese nur einen geringen Anteil an Fruchtzucker. Wenn wir so viele Früchte äßen, würden wir uns eine sehr große Menge an Zucker zuführen. Auch aus diesem Grund sollte nach dem heutigen Wissensstand der tägliche Gemüseanteil der Nahrung größer sein als der Fruchtanteil. Ähnliches wie über die Ernährung der Schimpansen lässt sich über die Verpflegung der Gorillas sagen, die sich vegan ernähren. Den ganzen Tag verbringen sie damit, ihre Pflanzennahrung zu sammeln, zu essen und zu verdauen. In ihrer Kost fehlt aber Vitamin B_{12}, das für sie genauso essenziell ist wie für uns. Sie schützen sich anscheinend vor einem Mangel an Vitamin B_{12}, indem sie ihren eigenen Kot fressen, um das von ihrer Darmflora gebildete Vitamin B_{12} auf diese Weise zu verwerten. Menschen, die ausschließlich vegan leben, sollten mit Vitamin B_{12} angereicherte Sojamilch trinken oder das Vitamin in Tablettenform – als Nahrungsergänzungsmittel – zu sich nehmen.

Der Körperbau der Menschenaffen – wie derjenige der Menschen – zeigt typische Merkmale der Pflanzenesser auf: Er verfügt über relativ große Mahlzähne, die in geschlossener Anordnung stehen, wodurch ihre Mahlfunktion unterstützt wird. Eine weitere charakteristische Eigenheit ist der Speichel, der bei sich von

Pflanzenkost ernährenden Lebewesen stärkeabbauende Enzyme enthält,[17] die Fleischfressern fehlen. Gleichzeitig erweist sich die Magensäure der Pflanzenköstler als viel schwächer als die der Karnivoren.

Auch das Unvermögen des Menschen, Vitamin C im eigenen Körper zu bilden, stellt einen Beweis für die pflanzliche Vitamin-C-haltige Kost der Menschen und ihrer Vorfahren seit Hunderttausenden von Jahren dar. Menschenaffen nehmen Vitamin C ebenfalls mit ihrer pflanzlichen Nahrung zu sich. Im Vergleich hierzu verfügt beispielsweise der Organismus von Katzen und Hunden über die Fähigkeit, Vitamin C selbst herzustellen, da dieses Vitamin in ihrer fleischbasierten Ernährung nur in sehr geringen Mengen vorkommt.

Interessant sind auch die folgenden Betrachtungen: Bei Menschen, Schimpansen, Gorillas und Orang-Utans ist der Darm etwa zehnmal so lang wie ihr Körper. Und die Darmlänge von Pflanzenfressern wie Rindern entspricht ungefähr ihrer 20-fachen Körperlänge. Im Gegensatz dazu verfügen Fleischverzehrer wie Wölfe über einen Darm mit nur der drei- bis vierfachen Länge ihres Rumpfes.

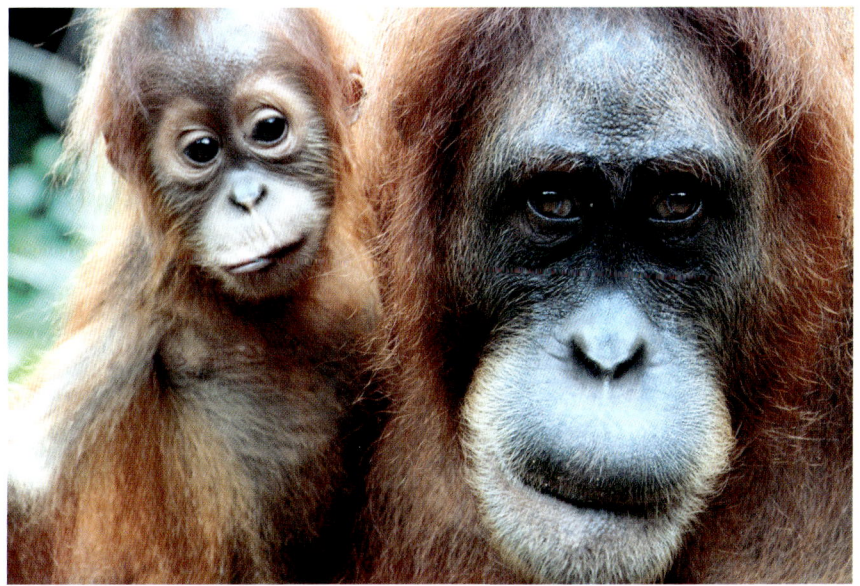

Resümee: All diese Gegebenheiten sind Belege, dass der Körper der Menschen Eigenschaften besitzt, aufgrund derer die pflanzliche Ernährung für ihn geeignet ist. Um es auf einen Nenner zu bringen, kann heute festgestellt werden, dass wild lebende Schimpansen und Gorillas mit ihrer pflanzenorientierten Ernährung tatsächlich ein gutes Vorbild für uns sein können. Denn die pflanzliche Ernährung schützt im Zusammenspiel mit täglicher Bewegung vor nahezu allen Zivilisationskrankheiten! Und gut zu wissen: Die stärksten Tiere der Welt sind Pflanzenfresser – Elefanten, Nashörner, Büffel, Gorillas und Nilpferde ...

Übrigens: Einer der frühen Vorfahren der modernen Menschen (*homo sapiens*) war der sogenannte Australopithecus. Er lebte vor etwa 4 bis 2 Millionen Jahren und hatte sich eine ähnliche Bandbreite an Nahrungsmitteln erschlossen wie die Schimpansen. Zusätzlich standen auch Wurzeln, Knollen, Zwiebeln und Rüben auf seinem Speiseplan. Sein Körper und sein Verdauungstrakt waren typisch für einen Pflanzenesser.

Alles in allem kann uns Menschen die schrittweise Umstellung auf eine pflanzenorientierte Ernährung also nur Positives bringen. Eine Umstellung der Ernährung ist auch in den reiferen Jahren noch möglich und hält den Körper gesund und fit.

Achtung: Obwohl generell grüne Blattgemüse, Salate und Wildkräuter auch aufgrund des Chlorophylls als gesundheitsfördernde Mittel zu empfehlen sind, gibt es eine Einschränkung. Menschen, die blutverdünnende Mittel – sogenannte Antikoagulantien – einnehmen, sollten auf größere Mengen grünen Salats, Kräuter und grünen Gemüses wie Mangold, Brokkoli, Kohl, Rosenkohl, Spinat, Bohnen und Erbsen verzichten. Denn diese enthalten Vitamin K, das ein Gegenspieler der Blutverdünner ist und dessen Wirkung aufheben kann. (Weitere Infos, siehe unter „Zum Thema ‚Vitamine‘" Seite 28 ff.). Wie viel Grünes gegessen werden darf, ist mit dem behandelnden Arzt zu besprechen.

Wie unsere Ernährung die Umwelt beeinflusst

Weltweit leben schätzungsweise 1 Milliarde Menschen vegetarisch und vegan.[18] Als das Land mit dem höchsten Anteil an Vegetariern gilt dabei Indien. Vegetarische Speisen haben dort eine sehr lange Tradition. Vor allem unter Hindus und Buddhisten ist der Vegetarismus weit verbreitet – hauptsächlich aus ethischen und religiösen Motiven. Die Hindus folgen dem Ahimsa-Gebot, dem Prinzip der Gewaltlosigkeit. Zudem möchten die ungefähr 450 Millionen Anhänger buddhistischen Glaubens für andere Lebewesen möglichst nützlich sein und meiden deshalb Fleisch. Das weist uns darauf hin, dass eine pflanzliche Ernährung viele positive Auswirkungen hat – nicht nur auf die Gesundheit, sondern auch auf viele weitere Bereiche. Auch für Christen gibt es Empfehlungen, welche die vegetarische Ernährung als die für sie angemessene Kost befürworten. Folgende Textstelle der Bibel zeigt dies: „Dann sprach Gott: Hiermit übergebe ich euch alle Pflanzen auf der ganzen Erde, die Samen tragen, und alle Bäume mit samenhaltigen Früchten. Euch sollen sie zur Nahrung dienen" (Genesis 1,29)[19].

Studien belegen heute, dass die pflanzliche Ernährung sowohl die Gesundheit des Einzelnen positiv beeinflusst, wie auch – global betrachtet – die Welternährung, den Klimaschutz, die Trinkwasserressourcen, den Arten- und Tierschutz sowie die Erhaltung der Regenwälder. Von äußerster Wichtigkeit ist es deshalb, für sich und die Umwelt die Ernährung umzustellen – hin zu einer pflanzlichen Kost.

Welternährung – über den eigenen Tellerrand schauen

Was die weltweite Ernährungssituation anbelangt, so veranlassen einige ihrer Aspekte zum Umdenken. Denn die bisherige Haltung der sogenannten Nutztiere verbraucht ein Drittel der Welternte und circa 90 Prozent der globalen Sojaernte als Futtermittel.[20] Gleichzeitig vereinnahmt die Massentierhaltung zwei Drittel aller von Menschen genutzten Gebiete. Die Unwirtschaftlichkeit zeigt sich auch darin, dass etwa sieben Kilogramm Getreide benötigt werden, um ein Kilogramm Fleisch zu produzieren.[21] Dies bedeutet eine enorme Verschwendung von pflanzlichen Lebensmitteln. Indessen hungern in den Entwicklungsländern über 1 Milliarde Erdenbürger. Schätzungsweise 30 Millionen Menschen sterben pro Jahr an Hunger.[22]

Dagegen kann eine pflanzliche Ernährung, bei der Lebensmittel wie Obst und Gemüse sowie Getreide direkt als Nahrung dienen, alle Menschen auf diesem Globus ernähren. So trägt die pflanzliche Nahrung dazu bei, die bisherigen Hungersnöte in den Entwicklungsländern zu beenden. [23] Wer auf soziale Gerechtigkeit und Mitmenschlichkeit Wert legt, fördert dies also einfach, indem er seine Ernährung auf eine pflanzliche Kost umstellt. Dies ist ein Beitrag, der das Wohlergehen aller Menschen fördert. Die britische Zeitschrift „The Guardian" stellte bereits im Jahr 2002 fest: „Es erscheint nun klar, dass die vegane Ernährung die einzige ethische Antwort auf das weltweit dringlichste Problem sozialer Gerechtigkeit (den Welthunger) ist."[24] Und der Naturwissenschaftler und Nachhaltigkeitsexperte des UNO-Umweltprogramms Ernst Ulrich von Weizsäcker meint, dass wir Menschen für „eine radikale Änderung der Ernährungsgewohnheiten weg von tierischen Produkten" verantwortlich sind – vor allem auch wenn die Weltbevölkerung bis 2050 um 50 Prozent zunehmen sollte, wie einige Forscher vermuten.[25] Er äußerte seine Meinung, als eine Studie veröffentlicht wurde, welche die Landwirtschaft der letzten Jahrzehnte für 20 Prozent der Treibhausgas-Emissionen verantwortlich machte. Seine Äußerung bedeutet im Klartext, dass Fleisch – auch aus Klimaschutzgründen – drastisch vom Speiseplan zu streichen ist. Außerdem benötigt die Herstellung tierischer Produkte Unmengen kostbares Nass.[26]

Für ein Kilogramm Fleisch werden 15.000 Liter Wasser verbraucht: zum Tränken der Tiere, zur Bewässerung der Futterpflanzen und zur Herstellung der Produkte. Mit dieser Wassermenge könnte eine Person ein Jahr lang täglich duschen. Durch den riesigen Bedarf an Wasser in der Landwirtschaft für die „Nutztierhaltung" entstanden in manchen Gebieten Wasserknappheit und Verödung der Böden bis hin zur Verwüstung. Im Gegensatz zu den 15.000 Litern zur Erzeugung tierischer Produkte werden für die Gewinnung von einem Kilo Weizen nur 1300 Liter Wasser gebraucht. Der Anbau von pflanzlichen Lebensmitteln ist also viel ressourcenschonender. Allgemein ist zu bedenken, dass Wasser etwas Kostbares ist. Die Erde, unser „blauer Planet", dessen Oberfläche zu 70 Prozent mit Ozeanen und Seen bedeckt ist, ermöglicht uns schließlich mit seinem Wasserreichtum das Leben. Als Allgemeingut gehört Wasser geschützt, sodass es sauber, frisch und in ausreichender Menge allen zur Verfügung steht.

Klimafreundlich essen – das Klima mit Messer und Gabel verteidigen

Es gibt einen weiteren wichtigen Grund, um sich der pflanzlichen Ernährung zuzuwenden. Nach einer Studie der Welternährungsorganisation (FAO) ist die industrielle Tierhaltung für das Klima schädlicher als der Verkehr.[27] Der Anteil der Viehzucht an den globalen Treibhausgasen betrug demnach 18 Prozent. Das war mehr als der Anteil des Verkehrs mit 13 Prozent – durch alle LKWs, Autos, Flugzeuge, Schiffe, etc. Laut dem renommierten Washingtoner Worldwatch Institute verursacht die Massentierhaltung sogar 51 Prozent der weltweiten durch Menschen hervorgerufenen Treibhausgase.[28] Daraus folgt: Speisen mit pflanzlichen Lebensmitteln wie Gemüse, Obst, etc. erzeugen viel weniger Emissionen als eine Kost mit tierischen Produkten. Zusätzlich lassen biologische Anbaumethoden sowie eine regionale und saisonale Produktion die Lebensmittel klimafreundlicher werden.

Auch das Potsdam-Institut für Klimafolgenforschung spricht sich für einen stark reduzierten Verzehr von Fleisch und Milchprodukten aus. Damit würde der Ausstoß der Treibhausgase Methan und Lachgas durch die Landwirtschaft bis zum Jahr 2055 um mehr als 80 Prozent niedriger ausfallen, ermittelten die Wissenschaftler.[29] Sogar das deutsche Umweltbundesamt rät zum Verzicht auf Fleisch.

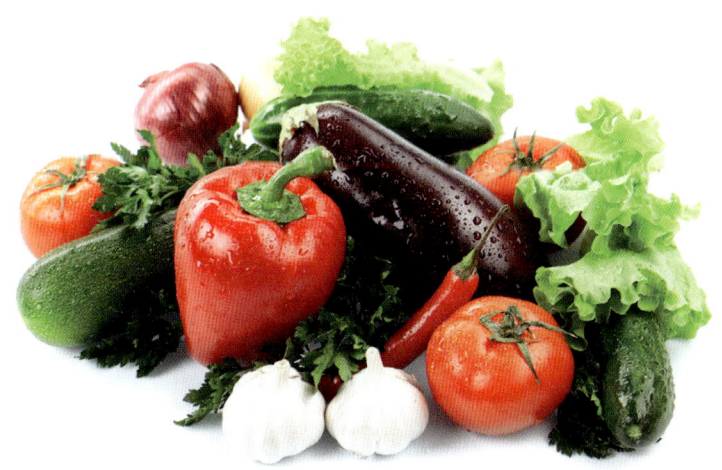

Umweltamtspräsident Professor Andreas Troge sagte der Berliner Zeitung: „Wir sollten unseren hohen Fleischkonsum überdenken." Er empfiehlt „eine Orientierung an mediterranen Ernährungsgewohnheiten".[30] Das tue nicht nur der Gesundheit gut, sondern nütze auch dem Klima. Übrigens: am klimafreundlichsten ist eine vegane Ernährung.

Die grüne Lunge schützen

Die Regenwälder werden ebenfalls durch eine pflanzliche Ernährungsweise bewahrt. Allein in Südamerika fielen in den vergangenen vier Jahrzehnten 40 Prozent der tropischen Urwälder der Fleischproduktion zum Opfer. 12 Millionen Hektar Wald gehen jedes Jahr durch Brandrodung verloren. Das entspricht 35 Fußballfeldern pro Minute.[31] Die gerodeten Flächen dienen größtenteils als Weiden für die Rinderaufzucht und dem Anbau von Soja, das in der Massentierhaltung zum Einsatz kommt. Diese Entwicklung ist schnellstens zu stoppen, denn abgeholzter Wald kann nur langsam wieder aufgeforstet werden.

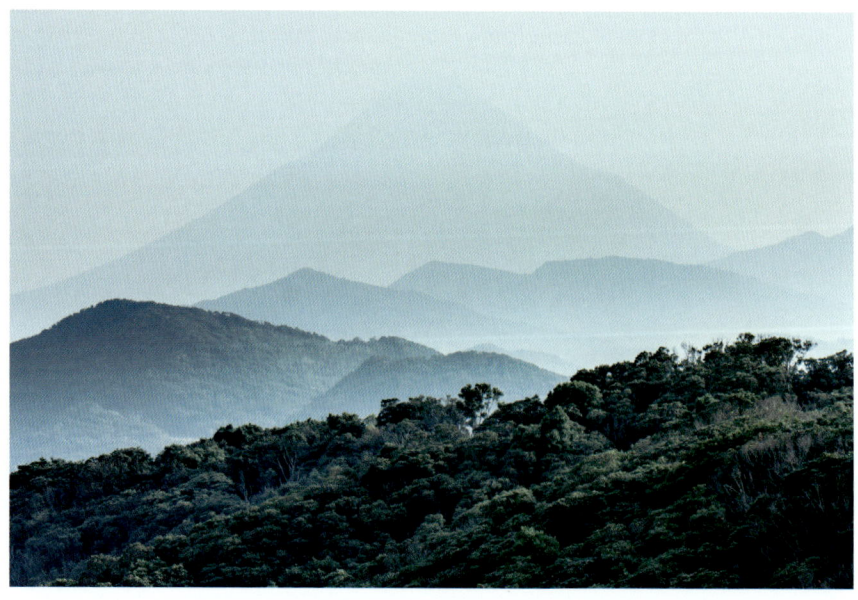

Die Wälder sind jedoch die „grüne Lunge" der Erde. Sie bedecken ein Drittel der weltweiten Landflächen. Von Bedeutung ist ihr außerordentliches Speicherpotenzial. Die Vegetation der Wälder bindet Kohlendioxid und trägt zum Klimaschutz bei. Dabei sind die tropischen Regenwälder für das Weltklima besonders wichtig, denn in einem Quadratkilometer Amazonas-Wald sind etwa 20.000 Tonnen Kohlenstoff gespeichert, während ein europäischer Forst durchschnittlich nur etwa 12.000 Tonnen Kohlenstoff pro Quadratkilometer bindet.

Außerdem beherbergen die tropischen Wälder zwei Drittel aller Pflanzen- und Tierarten. Allein in Amazonien findet man etwa 40.000 verschiedene Pflanzenspezies und mindestens 400 Säugetierarten. Es wird vermutet, dass sich unter den grünen Gewächsen der Regenwälder viele befinden, die heilsame Wirkungen haben. Schätzungen zufolge sind bislang allerdings weniger als 2 Prozent der tropischen Pflanzen auf ihre medizinische Wirkung hin untersucht worden.

Charakteristisch für die Regenwälder sind ihre hohe Luftfeuchtigkeit und ihr Wasserkreislauf: Die Bäume verdunsten Wasser, wodurch sich Wolken bilden. Diese schirmen die Sonnenstrahlen ab, sodass sich die Luft abkühlt. Infolgedessen regnen sich die Wolken ab und lösen sich auf, der Wald erhält neue Feuchtigkeit. Danach erwärmt wiederum die Sonne den tropischen Wald, wobei die aufsteigenden Luftmassen erneut Wolken entstehen lassen. Dieses Ökosystem bietet einen einzigartigen Lebensraum. Es gilt also, die Regenwälder, das Klima sowie das Leben auf dieser Erde zu schützen und zu erhalten. Übrigens: In Malaysia und Indonesien sind Ölpalmplantagen der Hauptgrund für die Regenwaldabholzung. Das Palmöl wird bei der Herstellung zahlreicher Konsumgüter wie Kekse, Schokoriegel, Margarinen, Shampoos und Kerzen eingesetzt. Tier- und Klimaschützer sollten Produkte mit Palmöl meiden, um den Regenwald – auch als Lebensraum der Orang-Utans und anderer Tierarten – zu retten.[32]

Tierschutz praktizieren – Schau mir in die Augen …

Tierschutz ist der wichtigste Grund vieler Menschen, weswegen sie ihre Ernährung auf eine pflanzliche Kost umstellen. Der Vegetarierbund (Vebu) geht davon aus, dass in Deutschland etwa sieben Millionen Vegetarier und 700.000 Veganer leben – mit weiter steigender Tendenz. Das wachsende Bewusstsein der Bevölkerung für die Intelligenz und Empfindungsfähigkeit der Tiere gibt dem Trend zur pflanzlichen Kost Auftrieb. Denn immer mehr Personen erkennen klar, dass Tiere fühlende Lebewesen sind, die es achtsam und mit Respekt zu behandeln gilt.[33] Das sagt einem schon der gesunde Menschenverstand. Und wer in die Augen eines Tieres schaut, erkennt dessen Lebenswillen und oft auch dessen Gemütszustand. Schließlich gelten die Augen als Fenster der Seele.

Beachtenswert: Jeder Vegetarier rettet – statistisch betrachtet – 1094 Tieren das Leben: 4 Kühen und Kälbern, 4 Schafen, 12 Gänsen, 37 Enten, 46 Truthähnen,

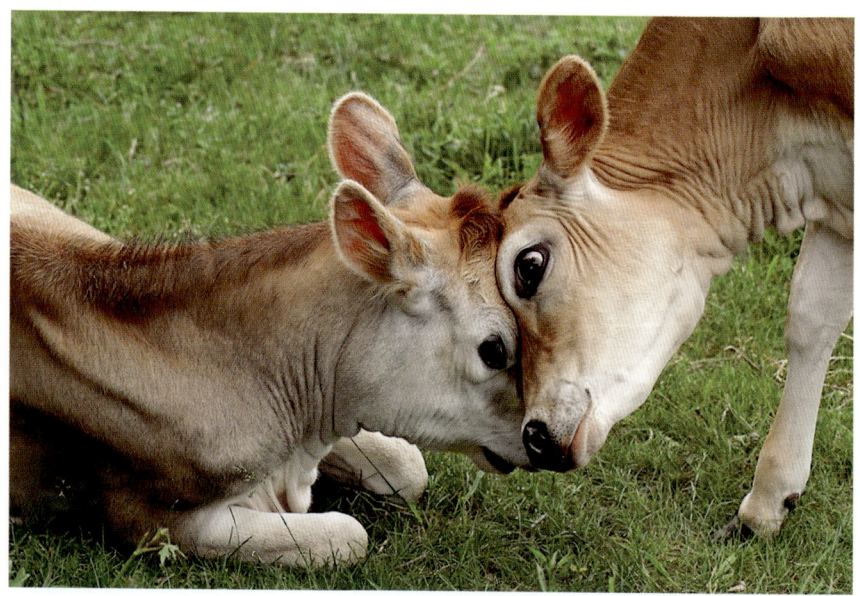

46 Schweinen und 945 Hühnern. Denn so viele Tiere isst durchschnittlich jeder fleischessende Deutsche im Laufe seines Lebens, wie der Vegetarierbund Deutschland errechnet hat.[34]

Aus ethischen Gründen meiden vegan lebende Menschen oft alle tierischen Produkte. Damit fördern sie den Tierschutz sowie die Abschaffung der Massentierhaltung am weitgehendsten. Ihr Anliegen ist es, die Ausbeutung von Tieren zu beenden. Sie achten das Leben der „nichtmenschlichen Tiere" und vertreten den Standpunkt, dass Tiere ein Recht auf ein artgerechtes Leben haben. Dazu gehört auch die Erkenntnis, dass beispielsweise Kuh- und Pferdemilch für Kälber beziehungsweise Fohlen bestimmt sind.

Die moderne Wissenschaft bestätigt, dass Menschen und Tiere viele Gemeinsamkeiten besitzen und die Unterschiede graduell beziehungsweise die Übergänge fließend sind. So zeichnen sich sowohl Menschen als auch Tiere durch Intelligenz, Emotionen und Bewusstsein aus.

Faszinierend: Schweine gehören zu den Tieren, die sich im Spiegel erkennen können – wie auch Menschenaffen, Elefanten und Delfine. Der sogenannte Spiegel-Test beweist nämlich das Ich-Bewusstsein der Borstentiere und zeigt, dass sie über kognitive Fähigkeiten verfügen.[35] Die oft rosaroten Vierbeiner wollen von Neugier erfüllt wie menschliche Sprösslinge etwas erforschen und entdecken.[36] Grundsätzlich kann man davon ausgehen, dass Schweine intelligenter sind als dreijährige Menschenkinder. Sie können mindestens so viele Begriffe lernen wie Hunde[37] und ihr Gefühlsleben erstreckt sich auf Bereiche wie Familiensinn, Fürsorge, Begierden etc. Zudem mögen die Borstentiere – ähnlich wie Menschen – Musik und lassen sich gerne streicheln und massieren.[38]

Auch Kühe sind es wert, etwas genauer betrachtet zu werden. Sie gelten als genauso intelligent wie Pferde und bilden individuelle Freundschaften, was auf Weiden zu beobachten ist. Die befreundeten Tiere liegen und grasen nebeneinander. Obendrein pflegen sie sich gegenseitig ihr Fell. Die Tiere mit den großen Augen verfügen über ein Langzeitgedächtnis und sind auch fähig, voneinander zu lernen – ähnlich wie Menschen. In ihrer Wesensart unterscheiden sie sich untereinander, einige zeigen sich wagemutig und neugierig, andere eher zurückhaltend. Die weiblichen Tiere betreuen sehr fürsorglich ihre Kinder. So entstehen starke Bindungen zwischen ihnen. Die Jungtiere bleiben zwei bis drei Jahre eng bei ihren Müttern und trinken an ihren Eutern, wenn sie nicht frühzeitig als Kalbsbraten auf dem Teller enden. Kühe können übrigens auch weinen.[39] Gut zu wissen: Bei der Geburt wiegt ein Kalb etwa 35 bis 45 Kilogramm und wächst innerhalb von einem Jahr zu einem sanften Riesen mit etwa 200 Kilo heran. Die Kuhmilch fördert dieses Wachstum mit den in ihr enthaltenen Hormonen, sie ist also speziell für Kälber geschaffen.[40]

Wenn Menschen die Möglichkeit haben, Tiere wie Schweine, Kühe, Hühner, Puten, Enten und andere näher kennenzulernen, entwickeln sie oft Mitgefühl für diese Geschöpfe. Die oft schon bestehende Tierliebe für Hunde und Katzen weitet sich also auf die Wesen aus, die nicht zu den herkömmlichen „Kuscheltieren" zählen. So ist es wünschenswert, dass viele Menschen beispielsweise Gnadenhöfe beziehungsweise Lebenshöfe besuchen oder sich über diese und ihre „Mitbewohner" informieren.

Auch das Gewahrwerden, dass Menschen und Tiere gemeinsame „Wurzeln", einen gemeinsamen Ursprung in der Evolution haben, kann zu mehr Verständnis für die andere Spezies beitragen. Dabei stellt die Ähnlichkeit der Erbanlagen von Menschen und Tieren eine interessante Tatsache dar. Am größten ist freilich die Entsprechung zwischen Menschen und den nächsten Verwandten im Tierreich – den Menschenaffen. Die Gene der Bonobo-Affen, der Schimpansen, der Gorillas und der Orang-Utans stimmen zu etwa 97 Prozent mit den menschlichen Genen überein. Und Schätzungen zufolge ist das Erbgut der Schweine auch noch zu etwa 90 Prozent – und das der Kühe zu etwa 83 Prozent – mit dem der Menschen identisch.[41]

Da in der heutigen Zeit das Wissen über die Ähnlichkeiten zwischen Menschen und Tieren zunimmt und Tiere immer mehr als intelligente und fühlende Lebewesen wahrgenommen werden, ist es umso mehr die Aufgabe von uns Menschen, Tiere verständnisvoll zu behandeln und gegebenenfalls zu schützen. Der kanadische Philosoph Will Kymlicka vertritt – stellvertretend für viele Tierfreunde – die Ansicht: „Tiere haben dasselbe Recht auf Leben und Freiheit wie wir Menschen, denn auch für sie ist ihr Leben kostbar, so wie unser Leben für uns kostbar ist. Tiere wollen leben und gedeihen sowie Erfahrungen sammeln. Für sie selbst macht es einen Unterschied, wie sich ihr Leben gestaltet."[42] Und schon Mahatma Gandhi erkannte: „Die Größe und den moralischen Fortschritt einer Nation kann man daran messen, wie sie die Tiere behandelt."

Als klassisches Vorbild im Tierschutzbereich und in der Tierethik gilt zudem der Arzt und Philosoph Albert Schweitzer mit seinem Leitgedanken „Ehrfurcht vor dem Leben". Der Vordenker und Wegbereiter lehrte: „Ethik besteht darin, dass ich die Nötigung erlebe, allem Willen zum Leben die gleiche Ehrfurcht entgegenzubringen wie dem eigenen Leben." Schweitzer erklärte: „Beginnt ein Mensch wahrhaft zu denken, das heißt, erlebt ein Mensch auch nur einmal den Zauber des Lebens, das wunderbare Band, welches zwischen allen Lebewesen besteht und sie wesenhaft eins sein lässt, so lässt ihn die daraus entspringende Ehrfurcht vor eben diesem Leben nicht mehr los und nötigt ihn dazu, allen Lebewesen mit derselben Achtung, derselben Demut und derselben Liebe entgegenzutreten, mit welcher er sich selbst begegnet."[43]

Fazit: Es gilt, die pflanzlichen Lebensmittel mit ihren positiven Wirkungen für die Welternährung, die Gesundheit, das Klima und den Tierschutz zu nutzen. Unserer Meinung nach hat jeder Mensch eine Verpflichtung, unseren Planeten, die Tiere, die Natur und ihr Überleben zu retten, achtsam zu behandeln beziehungsweise zu bewahren. Jeder Einzelne ist gefragt!

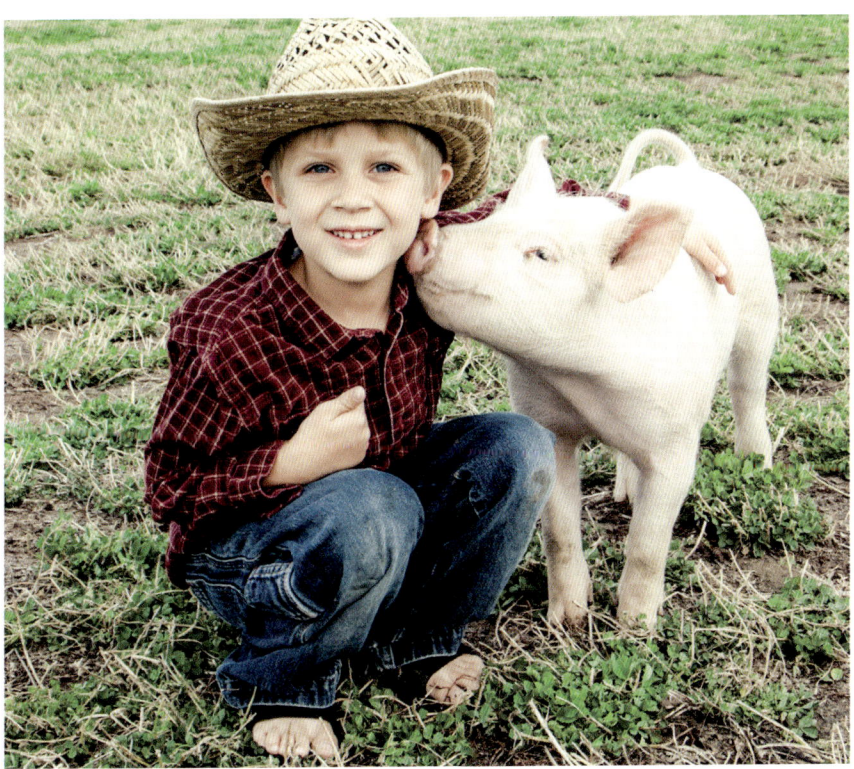

Wasser – das lebenswichtige Element

Griechische Philosophen der Antike erkannten, dass alles in der Natur aus den Elementen Erde, Feuer, Wasser und Luft entstanden ist. Auch in der Jetztzeit ist den Menschen klar: Ohne diese Elemente gäbe es kein Leben auf dem blauen Planeten Erde. Wasser hat eine grundlegende Bedeutung für alle lebenden Organismen. Denn ihre lebenserhaltenden Stoffwechselprozesse finden im wässrigen Milieu statt. Und möglicherweise sind die ersten einzelligen Mikroorganismen in den Weltmeeren entstanden, woraus sich im Laufe der Evolution mehrzellige Lebewesen entwickelt haben.

Bekanntlich ist die Erdoberfläche zu etwa 70 Prozent, also zu zwei Dritteln, mit Wasser bedeckt. Aber davon bestehen etwa 97 Prozent aus Salzwasser und nur etwa 3 Prozent aus Süßwasser. Von Letzterem befindet sich der größte Teil in Eis und Schnee gebunden. Nur der kleine Teil von 0,3 Prozent des gesamten Wassers der Erde ist verfügbares Süßwasser aus Flüssen, Seen etc. Das lässt erkennen, dass das Bemühen darum, jedem Lebewesen einen stetigen Zugang zu sauberem Trinkwasser zu ermöglichen, eine unserer größten Aufgaben auf der Erde ist. Ergänzend ist zu berücksichtigen, dass die Vorräte des Trinkwassers auf dem Erdball sehr ungleich verteilt sind. Wenn man diese Situation betrachtet und die Zahlen liest, kann man erkennen, wie kostbar sauberes Trinkwasser ist – und wie wertvoll es noch werden wird. Aber was ist Wasser eigentlich? Kurz auf einen Nenner gebracht lautet die chemische Formel H_2O! Damit ist eine chemische Verbindung von Wasserstoff und Sauerstoff gemeint.

Gut zu wissen, dass unser menschlicher Körper zu großen Teilen aus Wasser besteht. Diese Menge hängt vom Alter und Geschlecht ab. Bei Säuglingen sind es 75 bis 80 Prozent und bei Erwachsenen etwa 55 bis 65 Prozent. Wasser hat im Körper wichtige Funktionen: Es dient als Transport- und Lösungsmittel der Nährstoffe – vor allem bei der Bildung und Erhaltung der Körperzellen – sowie als kühlendes Mittel zur Regulation der Körpertemperatur durch den Schweiß. Dabei ist unser täglicher Flüssigkeitsbedarf von unterschiedlichen Faktoren wie zum Beispiel der körperlichen Bewegung und der Umgebungstemperatur abhängig. Durchschnittlich verliert ein Organismus über Harn, Stuhl, die Atemluft und die Haut täglich zwischen 1,8 und 2,3 Liter Wasser. Und in der Regel nimmt er dieses über das Trinken oder Essen wieder auf. Dementsprechend schätzt die Weltgesundheitsorganisation WHO den täglichen

Trinkwasserbedarf eines 60 Kilogramm schweren Erwachsenen auf etwa 2 Liter. Wasser ist überall in unserem Körper vorhanden. Allein das Gehirn besteht zu ca. 70 Prozent aus Wasser, übrigens auch das von Einstein! Die Nieren, die täglich etwa 180 Liter Blut filtern, und die Leber, die Entgiftungszentrale des Körpers, funktionieren ebenfalls nur mit Flüssigkeit. Da das erfrischende Nass lebensnotwendig ist, gehört es zu den wichtigsten Lebensmitteln. Und deshalb sollten wir es dem Körper regelmäßig zuführen. Ein Mensch kann zwar mehrere Wochen ohne Essen leben, aber nicht ohne zu trinken. Maximal vier Tage kommt ein Mensch normalerweise ohne Flüssigkeit aus.

Wasser ist vermutlich das älteste Heilmittel und kann Wunder bewirken. So gibt es Trink- sowie Badekuren. Selbst die alten Römer wussten schon von der heilenden Kraft des Wassers und ließen Thermen bauen.

Weil Wasser so essenziell ist, sollten wir darauf achten, dass wir sauberes, klares Trinkwasser für unsere tägliche Ernährung verwenden. Beim Mineralwasser gibt es große Qualitätsunterschiede.

Katjas Tipp Achten Sie beim Kauf von Mineralwasser auf beste Qualität. Bei *Ökotest* werden immer wieder Mineralwässer und ihre Inhaltsstoffe überprüft und mit Noten bewertet. Und trinken Sie kein Mineralwasser aus Plastikflaschen, auch keine Säfte oder anderen Getränke. Plastik ist ein hartes, sprödes Material und wird durch Weichmacher flexibel und formbar gemacht.[44] Doch diese Weichmacher lösen sich teilweise in das Mineralwasser hinein und Sie trinken sie dann mit. Kaufen Sie Getränke also nur in Glasflaschen.

Mit einem Wasserdampfdestilliergerät können Sie Leitungswasser noch frischer und reiner zubereiten. Dieses destillierte Wasser entspricht dem Wasser, das die Natur durch die Verdunstung aufgrund der Sonneneinstrahlung herstellt. Wenn die Sonne beispielsweise auf eine Pfütze scheint und diese noch so schmutzig ist, steigt dennoch nur reiner Wasserdampf auf. Mit dem dampfdestillierten, also gereinigten Wasser lassen sich auch leckere Smoothies herstellen. Und die Mineralien erhalten Sie aus dem Gemüse und Obst. Übrigens: Versuchen Sie einmal, Tee mit destilliertem Wasser zu kochen, er schmeckt sehr viel besser als derjenige aus kalkhaltigem Leitungswasser – ein Unterschied wie Tag und Nacht.

Superfoods – die neuen Fit- und Muntermacher

Vital- und mineralstoffreiche Lebensmittel sind ein wichtiger Baustein in einer ausgewogenen und gesunden Ernährung. Mit ausgewählten Zutaten kann man Smoothies gezielt mit revitalisierenden und gesundheitsfördernden Inhaltsstoffen anreichern.

Bierhefe

Seit Jahrhunderten wird die Bierhefe als Naturheilmittel eingesetzt. Heilkundige wie Paracelsus, Hildegard von Bingen oder auch der Pfarrer Sebastian Kneipp erkannten schon früh die Heilkräfte der Hefezellen. Ihr wissenschaftlicher Name lautet Saccaromyces cerevisiae, was so viel bedeutet wie „Zuckerpilz". In der Bierhefe stecken verschiedene Aminosäuren, B-Vitamine, Biotin und Vitamin E. Außerdem enthält sie Kalzium, Kalium, Magnesium, Natrium, Eisen sowie Zink. Die Bierhefe aktiviert unsere Selbstheilungskräfte und kann auch in der Nahrung von Kindern und Tieren eingesetzt werden. Und noch ein Plus: Die Bierhefe tut auch der Haut gut. Ihre Inhaltsstoffe wie Biotin, Zink und Eisen fördern die Regeneration der Hautzellen und bewahren damit das jugendliche Aussehen. Übrigens: Bierhefe enthält auch Vitamin B12, aber die darin enthaltene Form (Analoga) kann der menschliche Körper nicht verwerten.

Cayennepfeffer

Wer einmal in eine Chilischote gebissen hat, kann ein Lied davon singen wie feurig-scharf diese Schote ist. Aber ist feurig auch gesund? Ja, für den, der es verträgt. Cayennepfeffer wird allerdings nicht, wie man aus seinem Namen schließen könnte, aus der Frucht eines Pfeffergewächses (Piperaceae) gewonnen. Cayennepfeffer besteht aus gemahlenen Chilischoten, meist aus den getrockneten, scharfen Früchten der Chilisorte „Cayenne". Chili – auch „spanischer Pfeffer" oder „Cayennepfeffer" genannt – kann für verschiedene Anwendungen genutzt werden. Sein scharf schmeckender Inhaltsstoff, das Capsaicin, kommt der schlanken Figur zugute. Es regt die Wärmeproduktion des Körpers an, womit Energie und Kalorien verbraucht werden. Wer abnehmen möchte, kann also seinen Stoffwechsel und die Fettverbrennung mit dem scharfen Inhaltsstoff der Chilis ankurbeln. Wer allerdings zu viel Magensäure produziert, sollte nicht zu scharf essen, weil Chilis die Bildung von Magensäure steigern und somit die Verdauung anregen. Über das Capsaicin wird die Haut auch besser durchblutet, wenn eine Paste aus geriebenen Chilischoten auf die Haut aufgetragen wird. Dieser Effekt kann Verspannungen in den Muskeln, in den Schultern und im Nacken lockern. Ein Hexenschuss klingt damit rascher ab. Es gibt deshalb viele Salben und Pflaster, die Cayennepfeffer enthalten und zur Linderung von Nervenschmerzen eingesetzt werden.

Granatapfel

Der Granatapfel oder Grenadine (*Punica granatum*) wird heute der Familie der Weiderichgewächse (*Lythraceae*) zugerechnet. In West- bis Mittelasien beheimatet, wird er heute unter anderem auch im Mittelmeerraum angebaut. Die Bezeichnung des Granatapfels ist auf das lateinische Wort für Kerne oder Körner (Singular: *granum*, Plural: *grana*) und auf deren Vielzahl (lateinisch granatus, „körnig, kernreich") zurückzuführen. Die griechische Mythologie nennt den Granatapfel „Speise der Götter". Von der Antike bis ins Mittelalter war er ein Symbol der Unsterblichkeit sowie der Fruchtbarkeit. Auch die alten Römer kannten ihn und setzten ihn zur Behandlung von Verdauungsstörungen, Sehstörungen und anderen Beschwerden ein. Viele der gesundheitlichen Wirkungen, welche die alte Volksmedizin bereits

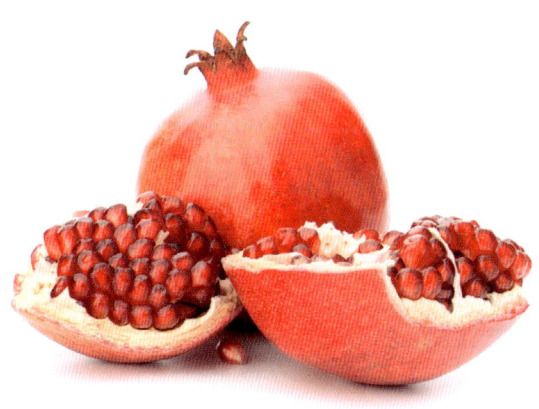

kannte, bestätigt nun die moderne Wissenschaft. Studien beschäftigen sich weltweit mit den antioxidativen Wirkungen der Flavonoide im Granatapfelsaft. Seine Antioxidantien können beispielsweise krankheitsverursachende freie Radikale neutralisieren und das Immunsystem stärken. Kalium, eine hohe Konzentration von Vitamin C sowie Pantothensäure (Vitamin B$_5$) sprechen ebenfalls für den Granatapfel. Die pflanzlichen Inhaltsstoffe des Granatapfels fördern allgemein die Gesundheit und jeder kann davon profitieren, der diese wertvolle Frucht in seinen Speiseplan integriert.

Goji-Beere

Der Gemeine Bocksdorn (*Lycium barbarum*), auch Chinesische Wolfsbeere und im englischsprachigen Raum Goji oder Wolfberry genannt, gehört zu den Nachtschattengewächsen (*Solanaceae*), und zwar zur Gattung der Bocksdorne (*Lycium*). Seine Früchte sind in Asien seit Langem beliebt. In China werden sie „glückliche Frucht" genannt und sind Bestandteil der traditionellen chinesischen Medizin. Sie erweisen sich als reich an Nährstoffen: Die Beeren enthalten Kohlenhydrate, essenzielle Fettsäuren, Ballaststoffe, die Vitamine A, B$_1$, B$_2$, C und E sowie Mineralien und Spurenelemente wie Eisen, Magnesium, Kalzium, Kalium und Kupfer. Außerdem verfügen sie über alle essenziellen Aminosäuren, was für Früchte äußerst selten ist. Auch durch antioxidativ wirkende Carotinoide zeichnen sie sich aus, und zwar durch Lutein, Zeaxanthin und Betacarotin, die der Körper für die Vitamin-A-Synthese nutzt. Deshalb sind sie auch gut für die Augen. In ihrer Funktion als Antioxidantien neutralisieren sie zudem freie Radikale und ermöglichen langanhaltende Jugendlichkeit. Das bereits erwähnte Betacarotin stimuliert gleichfalls das Immunsystem.

Hagebutten

Hagebutten oder Mehlbeeren sind die Früchte der rosafarbenen Hecken- oder Hundsrose (*Rosa canina*). Sie gehören zu den Lebensmittel, die eine außerordentlich hohe Vitalstoffdichte aufweisen und daher über ein großes Potenzial verfügen, förderlich auf die Gesundheit einzuwirken. Sie enthalten viel Provitamin A, B-Vitamine, Mineralstoffe und Spurenelemente wie Zink. Mit einem Vitamin-C-Gehalt von etwa 1250 Milligramm pro 100 Gramm gelten sie als eines der Vitamin-C-reichsten Lebensmittel. In Hagebutten steckt 20-mal mehr Vitamin C als in Zitronen. Damit stärken sie unter anderem die Immunkräfte gegen Erkältungen. Außerdem unterstützt Vitamin C die Bildung von Kollagen, das der Haut Festigkeit und Spannkraft gibt. Hagebutten sind also Schönheitspflege von innen. Zudem weisen sie Lycopin auf – den Stoff, der ihnen die rote Farbe verleiht. Es gehört zu den Carotinoiden, die wie Vitamin C antioxidativ wirken. Ein weiteres Plus: Wissenschaftler fanden zudem entzündungshemmende Inhaltsstoffe in der Frucht. Der wirksame Inhaltsstoff ist ein Galaktolipid. Er kann helfen, Schmerzen bei Arthrose und Rheuma zu mindern. Allerdings ist er hitzeempfindlich, sodass ein Hagebuttentee aus diesem Grund keine entzündungshemmende Wirkung hat. Wem es zu aufwendig ist, selbst die Kerne und die reizauslösenden Haare von den Hagebutten zu entfernen, kann im Bio-Handel Hagebuttenpulver in Rohkost-Qualität erhalten.

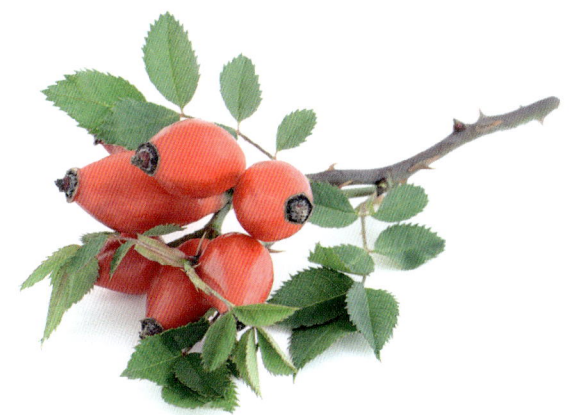

Hanfsamen

Hanf findet seit Jahrtausenden als Nutzpflanze Verwendung. Die als Nutzhanf angebauten Sorten des Hanf (Gattung: *Cannabis*) dienen der kommerzielle Nutzung abseits der Verwendung als Rauschmittel. Seine Nussfrüchte dienen als Nahrungsmittel. Mit seinen Proteinen, ungesättigten Fettsäuren und Kohlenhydraten sowie vielen Vitaminen, Mineralstoffen und Spurenelementen können sie einen beachtenswerten Beitrag zur gesunden Ernährung leisten. Bemerkenswert: Hanfsamen enthalten alle acht essenziellen Aminosäuren, die der menschliche Körper mit der Nahrung aufnehmen muss. Ein Großteil des Hanfeiweißes besteht aus einem Protein namens Edestin, das leicht verdaulich ist. Aufgrund seiner Ähnlichkeit mit den Proteinen im Blutplasma, kann der menschliche Körper aus ihm leicht Immunglobuline bilden, die für das Immunsystem eine wichtige Rolle spielen. Außerdem sind Hanfsamen besonders reich an essenziellen mehrfach ungesättigten Omega-3- (Alpha-Linolensäure) und Omega-6-Fettsäuren (Linolsäure). Die gesundheitsfördernde Wirkung der Hanfsamen beruht auch auf dieser Alpha-Linolensäure, die Entzündungsreaktionen im Körper hemmt und das Risiko für Herz-Kreislauf-Erkrankungen senkt. Darüber hinaus enthalten Hanfsamen Gamma-Linolensäure, die Neurodermitis und Allergien mildern kann. Mit ihrem nussigen Geschmack können Hanfsamen oder Hanfsamenmus Smoothies verfeinern.

Heidelbeeren

Die Heidelbeere (*Vaccinium*) ist eine Pflanzengattung aus der Familie der Heidekrautgewächse (*Ericaceae*). Ihre Vitamin-C-reichen Beeren sind auch aufgrund ihrer sekundären Pflanzenstoffe ein „gesundheitliches Highlight". Besonders wertvoll erweisen sich ihre blauen Farbpigmente, die sogenannten Anthocyane. Diese sind für ihre antioxidative Wirkung bekannt. Indem sie freie Radikale neutralisieren, beugen sie der Hautalterung vor. Gleichzeitig können sie das Immunsystem stärken, vor Entzündungen schützen und das Risiko für Krebs minimieren. Darüber hinaus sind sie bekannt für ihre positiven Effekte auf das Herz-Kreislauf-System und können das Herzinfarktrisiko senken. Studien weisen außerdem darauf hin, dass die kleinen Gesundheitshelfer Zahnfleischentzündungen und Harnwegsinfekte verhindern.

Kakao

Kakaobohnen sind die Samen des Kakaobaumes (*Theobroma cacao*), der zur Gattung *Theobroma* in der Familie der Malvengewächse gehört. Diese Gattung umfasst rund 20 Arten von immergrünen Büsche und kleinen Bäumen, die im Unterholz der Regenwälder Lateinamerikas wachsen. Bereits die Mayas und Azteken schätzten die Kakaobohnen. Aus diesen bereiteten sie ein bitteres Getränk zu, das sie „Xocolatl" nannten. Daraus entstand der heutige Begriff „Schokolade". Die spanischen Eroberer Mexikos waren allerdings wenig begeistert von dem herb schmeckenden Kakaogetränk der Indianer. Erst durch Zugabe von Zucker entstand die Trinkschokolade, so wie sie in ganz Europa und schließlich der ganzen Welt beliebt wurde. Inzwischen weisen immer mehr wissenschaftliche Untersuchungen auf die gesundheitsfördernde Wirkung der Kakaobohnen hin. Die im Kakao enthaltenen Stoffe

Theobromin und Theophyllin wirken beispielsweise anregend auf den Kreislauf und das Nervensystem. Darüber hinaus enthält dunkle Schokolade viele Antioxidantien, die im Körper als Radikalfänger und damit als Jungbrunnen wirken. Denn sie verlangsamen Alterungsprozesse und wirken so als Anti-Aging-Mittel. Gut zu wissen: Der Kakao sollte am besten ohne Kuhmilch verzehrt werden, denn Studien belegen, dass Kuhmilch die Aufnahme der Antioxidantien blockiert.[45] Zudem entdeckten Forscher Hinweise darauf, dass dunkle Schokolade das Risiko für Bluthochdruck und Herz-Kreislauf-Erkrankungen verringern kann. In einem Stück Schokolade stecken also unzählige Substanzen, die sich positiv auf unser Körperbefinden auswirken. Allerdings sollte die Schokolade mit möglichst wenig oder keinem Zucker, in Bio-Rohkostqualität hergestellt und fair gehandelt (*Fair Trade*) sein. Außerdem sollten Sie darauf achten, dass Sie keine Produkte aus Kinderarbeit kaufen. Denn der Kakao kann seine gesundheitliche Wirkung am besten in roher Form voll entfalten – wenn er nur bis maximal 42 °C erhitzt wurde. Und wenn man sich an den Geschmack der bitteren Schokolade gewöhnt hat, empfindet man ihn als köstlich vollmundig. Außerdem stillt die dunkle Schokolade das Verlangen nach Süßem.

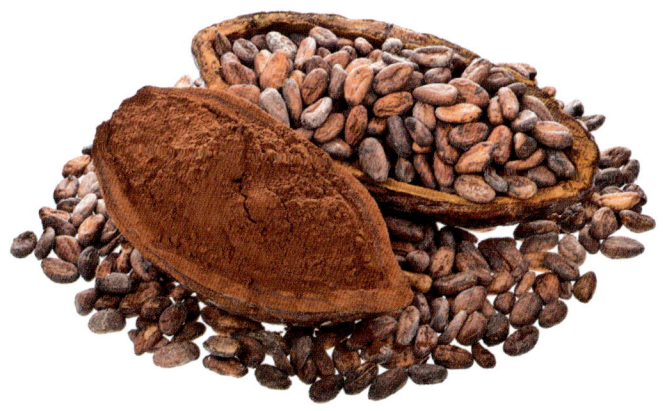

Kardamom

Sowohl der Schwarze Kardamom (*Amomum subulatu*) als auch der Grüne Kardamom (*Elettaria cardamomum*) sind Pflanzenarten aus der Familie der Ingwergewächse (*Zingiberaceae*). Der Name dieses Gewürzes klingt wie der Name eines Märchens aus dem Orient. In vielen Ländern wird Kardamom geschätzt. So würzen in arabischen Ländern die Menschen ihren Kaffee mit ihm und in Indien ist er ein Bestandteil der Curry-Würzmischungen. In Europa wird er als Gewürz für Gebäck verwendet. Die getrockneten Kapselfrüchte der Kardamompflanze schmecken leicht scharf – ein würziges Aroma, das an Eukalyptus erinnert. Aufgrund der ätherischen Öle regt Kardamom die Verdauung, den Stoffwechsel und den Kreislauf an. Zudem wird Kardamom eine heilende Wirkung bei Erkältungsbeschwerden nachgesagt. Darüber hinaus wirkt er entkrampfend auf das Nervensystem und kann Frauenbeschwerden erleichtern.

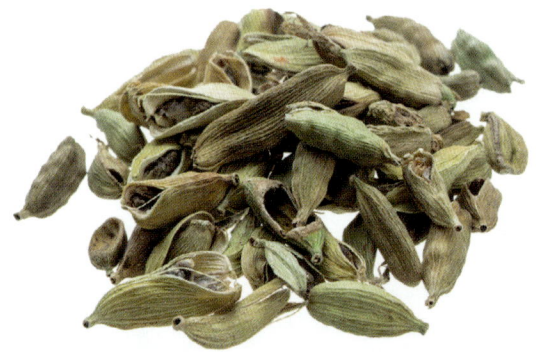

Kokos

Die Kokospalme (*Cocos nucifera*) ist ein tropischer Baum aus der Familie der Palmengewächse. In asiatischen Ländern werden ihre Früchte, die Kokosnüsse, und das aus ihnen gewonnene Öl seit Langem als Nahrungs-, Schönheits- und Pflegemittel genutzt. Die Einwohner der Pazifikinseln schätzen die Kokosnusspalme so sehr, dass sie ihr den Namen „Baum des Lebens" verliehen haben. Die Kokosnuss ist nicht nur wohlschmeckend, sondern auch gesund. Denn sie enthält Wasser, gesättigte Fettsäuren, Eiweiß, Kalium, Calcium, Magnesium, Eisen sowie Vitamin C, B_3 und E, Cellulose und Ballaststoffe. Der Hauptbestandteil des Fetts in der Kokosnuss ist die Laurinsäure. Im Kokosnussöl beträgt ihr Anteil circa 50 bis

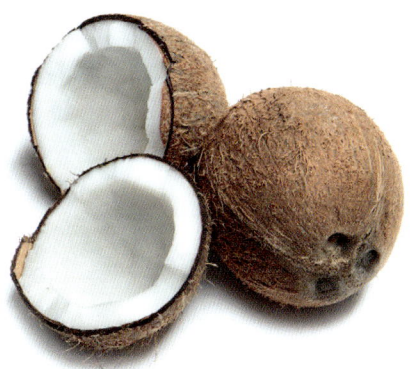

59 Prozent. Die Laurinsäure kommt übrigens auch in der Muttermilch vor (5,8 Prozent des Gesamtfettanteils). Zu ihren gesundheitlich wertvollen Effekten zählt, dass sie gegen Bakterien und Viren wirkt. Damit eignet sie sich zur Behandlung von Halsschmerzen, Entzündungen etc. Die Laurinsäure lässt zwar auch den Cholesterinspiegel steigen, doch es handelt sich hierbei um das gute Cholesterin, das vor Arteriosklerose und damit vor Schlaganfall sowie Herzinfarkt schützt. Zudem braucht der Körper Fett, um die Vitamine A, D, E und K und einige Mineralstoffe aufzunehmen. Manche bezeichnen das Kokosöl auch als „Brainfood", also als Nahrung für das Gehirn. Es kann angeblich Alzheimer vorbeugen und mildern. Smoothies können mit Kokosöl und Kokosmus ergänzt werden. Eine köstliche, geeignete Zutat für die Mixgetränke ist auch Kokoswasser, die klare Flüssigkeit aus noch unreifen, rohen Kokosnüssen in Bio-Qualität. Es ist auf natürliche Art und Weise isotonisch, enthält also viele Vitamine und Mineralstoffe, vor allem viel Kalium. Mit seinem süßlichen Geschmack, mit einem Hauch von Kokosnuss, hat es – auch pur – schon viele Fans gefunden.

Kurkuma

Die Gelbwurzel wird in Indien seit Jahrtausenden als das „goldene Gewürz des Lebens" bezeichnet. Kurkuma (*Curcuma longa*) ist eine Pflanzenart, die zur Familie der Ingwergewächse (*Zingiberaceae*) gehört und ursprünglich aus Südasien stammt. Die ayurvedische Medizin nutzt dieses Ingwergewächs als Heilmittel. In Europa sind die Wurzelknollen vor allem als Gewürz bekannt. So ist Kurkuma ein Bestandteil des Currypulvers und verleiht der Gewürzmischung ihre charakteristische gelbe Farbe. Das Pulver der Gewürzpflanze wird vor allem für seine verdauungsfördernde Wirkung geschätzt. Ihre gelben Inhaltsstoffe regen die Leber dazu an, mehr Gallensäure freizusetzen. Hauptwirkstoff ist das Curcumin. Dieses hilft Fett zu verdauen und mindert damit Völlegefühl. Außerdem scheint Kurkuma eine entzündungshemmende Wirkung zu haben. Mit seinem pfeffrig-frischen Aroma verleiht Kurkuma Smoothies eine pikante Geschmacksnuance.

Leinsamen

Schon seit Tausenden von Jahren wird Flachs (Gemeiner Lein, *Linum usitatissimum*) angebaut. Die Samen der Kulturpflanze bestehen zu etwa 25 Prozent aus Ballaststoffen, zu circa 25 Prozent aus Eiweiß und zu etwa 30 Prozent aus Öl. Letzteres enthält auch Linolsäure (Omega-6-Fettsäure) und Alpha-Linolensäure (Omega-3-Fettsäure). Diese beiden zählen zu den mehrfach ungesättigten Fettsäuren, die der Körper nicht selbst bilden kann und die deshalb mit der Nahrung aufgenommen werden müssen. Vor allem der Omega-3-Fettsäure – der Alpha-Linolensäure – werden gesundheitsfördernde Effekte zugesprochen. Sie spielt für entzündungshemmende und gefäßerweiternde Gewebshormone eine bedeutende Rolle. So kann sie entzündungsbedingte rheumatische Erkrankungen mildern. Der Körper braucht diese Fettsäure auch für den Aufbau von Zellwänden. Darüber hinaus ist sie für Transportproteine und Enzyme bedeutsam. Wichtig ist ein ausgewogenes Verhältnis von Linolsäure (Omega-6-Fettsäure) zu Alpha-Linolensäure (Omega-3-Fettsäure) von etwa 2 zu 1 bis 5 zu 1. Damit kommen die gesundheitlichen

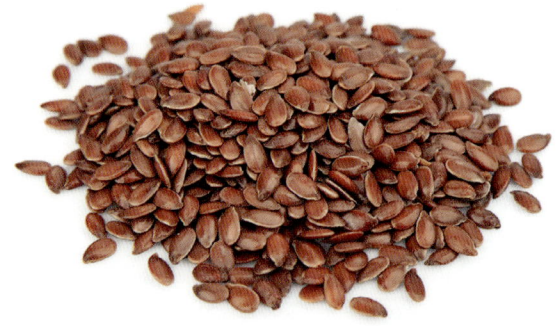

Vorteile der Alpha-Linolensäure am besten zum Tragen. Wer täglich 2 Esslöffel (20 Gramm) Leinsamen mit einem Smoothie verzehrt, nimmt 2,5 Gramm Alpha-Linolensäure auf und deckt seinen Tagesbedarf. Leinöl trumpft in diesem Zusammenhang mit 54 Prozent Alpha-Linolensäure. Obendrein sind Leinsamen als nebenwirkungsfreies Mittel zur Behandlung von chronischen Verstopfungen und chronischen Reizzuständen in Magen und Darm nützlich. Die in ihnen enthaltenen sogenannten Schleimstoffe legen sich wie ein Schutzfilm über die Magen- und Darmschleimhaut.

Matcha

Matcha wurde vor Hunderten von Jahren von buddhistischen Mönchen als Meditationsgetränk kreiert. Er gilt als hochwertigste Teesorte Japans, wobei *Matcha* „gemahlener Tee" heißt. Der zu feinem Pulver gemahlene Grüntee fällt durch einen süßlichen bis leicht herben Geschmack und seine ausgeprägte grüne Farbe auf. Die Teepflanzen werden nämlich vor der Ernte mit Netzen oder Bambusmatten bedeckt. Aufgrund des verringerten Sonnenlichtes produzieren die Blätter mehr Chlorophyll, sodass die besonders intensive grüne Farbe entsteht. Matcha zeichnet sich vor allem durch seine Tee-Katechine aus, die zu den Antioxidantien zählen. Sein wichtigster Inhaltsstoff ist das Epigallocatechin-3-Gallat (kurz EGCG), dem gesundheitsfördernde Wirkungen nachgesagt werden. Als Antioxidans neutralisiert EGCG freie Radikale. Studien deuten zudem darauf hin, dass Matcha Krebs vorzubeugen scheint. Zudem kann EGCG laut einigen Forschungsergebnissen entzündungshemmend wirken und ist auch als Mittel zur Linderung von Alzheimer und Parkinson im Gespräch.

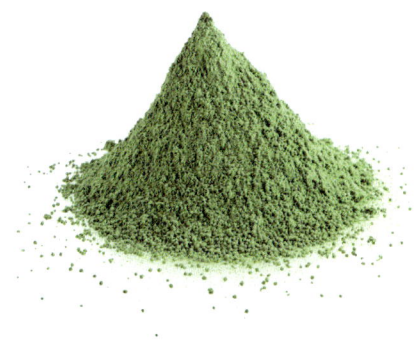

Moringabaum

Als Wunderbaum wird die *Moringa oleifera*-Pflanze bezeichnet. Schon die 5000 Jahre alten Veden, die heiligen Schriften Indiens, berichten über den Moringabaum – auch Meerrettichbaum genannt. Und die ayurvedische Lehre spricht davon, dass der Moringabaum über 300 Krankheiten heilen könne. Seine Blätter sind reich an den Vitaminen A, B und C sowie an Mineralien wie Kalzium, Kalium, Magnesium und Eisen. 100 Gramm der *Moringa oleifera*-Blätter enthalten 3-mal mehr Provitamin A als eine entsprechende Menge Karotten, 7-mal mehr Vitamin C als Orangen und 3-mal mehr Kalium als Bananen.[46] Zudem zählen die Moringablätter mit 440 Gramm Kalzium pro 100 Gramm zu den besonders kalziumreichen Lebensmitteln. Besonders interessant ist, dass in den Blättern der Moringa-Pflanze 18 der 20 bekannten Aminosäuren nachzuweisen sind. Acht davon sind für den Menschen essenziell, das bedeutet, dass er sie mit der Nahrung aufnehmen muss, da er sie nicht selbst bilden kann. Die Aminosäuren, die Bausteine des Eiweißes, dienen dem Körper zur Bildung und Instandsetzung der Muskeln, der Haut, der Hormone, der Enzyme etc. Insgesamt weisen die Moringablätter etwa 6 Gramm Eiweiß pro 100 Gramm auf. Zusätzlich liefern die Blätter des „Wunderbaums" eine Menge Antioxidantien wie das Querzetin – ein gelber Farbstoff, der zu den sogenannten Flavonoiden gehört. Querzetin hilft die freien Radikale zu neutralisieren, hochreaktive Sauerstoffverbindungen, die im Stoffwechsel entstehen. Damit trägt es dazu bei, Alterungsprozesse stark zu reduzieren und Jugendlichkeit zu erhalten. Ein Tipp: Am besten erwirbt man die Moringablätter und das Pulver aus ihnen in Gläsern – und meidet Aluminiumfolien und Plastikverpackungen –, auch der Umwelt zuliebe.

Muskatnuss

Der Muskatnussbaum (*Myristica fragrans*) ist eine Pflanzenart aus der Familie der Muskatnussgewächse (*Myristicaceae*). Seine Samen, die Muskatnüsse, sind in der Vergangenheit ein enorm kostbares Gewürz gewesen. Im 16. Jahrhundert galten sie als „das Gold Ostindiens". Inder und Araber nutzen die Muskatnuss schon sehr lange als Heilpflanze. In der ayurvedischen Medizin wird sie zur Behandlung von Magen-und Darmproblemen sowie bei Schlaflosigkeit eingesetzt. Auch heute noch ist sie allgemein eine beliebte Zutat zum Verfeinern der Speisen. Mit ihrem aromatisch-scharfen Geschmack eignet sie sich gut zum Würzen pikanter Smoothies. Die Muskatnuss fördert die Verdauung und ist krampflösend. Das ätherische Öl der Muskatnuss wirkt zudem durchblutungsfördernd und entzündungshemmend. In den Anbauländern wird deshalb eine Paste aus Muskatnusspulver und Wasser zur Linderung entzündlicher Hauterkrankungen wie Ekzemen äußerlich angewendet.

Vorsicht! Die Muskatnuss sollte nur in gemäßigter Dosis mit den Smoothies und dem Essen konsumiert werden. Vergiftungserscheinungen können bei Erwachsenen bereits ab einer Menge von 4 Gramm auftreten. Bei Kleinkindern kann eine derartige Menge lebensgefährlich werden. In der Ernährung von Kindern sollte am besten ganz auf Muskatnüsse verzichtet werden.

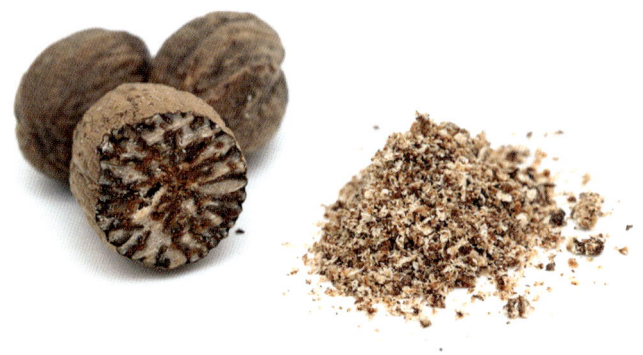

Pfeffer

Im Ursprungsland Indien wird Pfeffer seit etwa 4000 Jahren verwendet. Über Jahrhunderte war Pfeffer das teuerste Gewürz. Der scharfe Geschmack beruht auf dem Inhaltsstoff Piperin, der zu 5 bis 10 Prozent in den Pfefferkörnern enthalten ist. Pfeffer wirkt anregend auf die Verdauung und den Appetit, da die Inhaltsstoffe die Magensaftsekretion fördern und der Körper dadurch die zugeführte Nahrung besser verdauen kann. Überdies hat Pfeffer einen durchblutungsfördernden, entzündungshemmenden und die Abwehrkraft stärkenden Effekt. Bekannt ist Pfeffer auch für seine keimtötende, desinfizierende Wirkung. Sein charakteristisches Aroma stammt übrigens aus ätherischen Ölen, die sich allerdings schnell verflüchtigen. Deshalb sollte Pfeffer frisch gemahlen oder in ganzen Pfefferkörnern verwendet werden. Die traditionelle indische Gesundheitslehre Ayurveda rät Menschen, die leicht frieren, mehr Pfefferkörner zu essen.

Salicornia

Queller (*Salicornia*) ist eine Pflanzengattung, die zur Familie der Fuchsschwanzgewächse (*Amaranthaceae*) gehört. Kennzeichnendes gemeinsames Merkmal ist ihr dickfleischiges Erscheinungsbild. Salicornia – auch Meeresspargel genannt – ist auf den Wattböden der Küstenregionen Mitteleuropas beheimatet. Einigen ist sie als Wild-Gemüse oder als Seespargel bekannt. Die Pflanze wächst auf salzigen Küstenböden und schmeckt so von Natur aus leicht salzig. Zudem speichert sie große Mengen an Mineralstoffen und Spurenelementen aus dem Meersalz in ihren dickfleischigen Blättern. Die Salzpflanze eignet sich deshalb als Quelle für Jod, Kalium, Natrium, Magnesium und Eisen. Indem sie Jod liefert, hilft sie der Schilddrüse, optimal zu arbeiten. Da die Schilddrüse eine zentrale Rolle für die Steuerung verschiedener Stoffwechselvorgänge spielt, unterstützt Salicornia durch ihre Wirkung auf dieses Organ einen gesunden Stoffwechsel. Die Pflanze hilft vor allem Menschen, die in Jodmangelgebieten wohnen. Salicornia-Pulver gibt es in Gläsern in Bioläden. Mit diesem Pulver kann man leicht selbst jodhaltiges Salz herstellen.

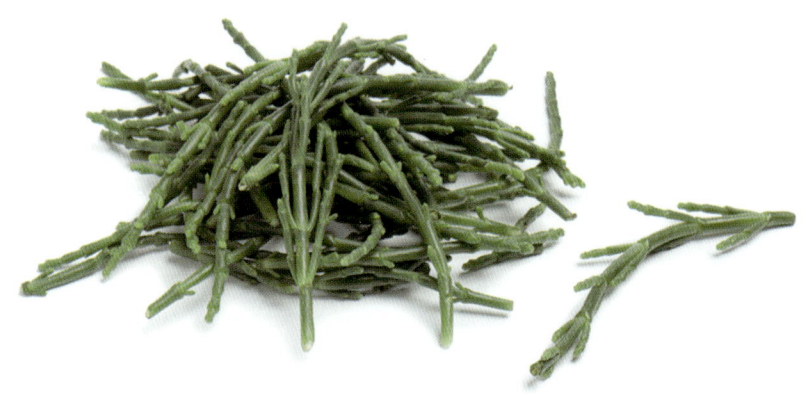

Sanddorn

Der immergrüne Sanddornstrauch (*Hippophae rhamnoides*), eine Pflanzenart der Gattung der Sanddorne (*Hippophaë*) innerhalb der Familie der Ölweidengewächse (*Elaeagnaceae*) wird auch Rote Schlehe genannt. Seine säuerlich schmeckende Frucht enthält 9-mal mehr Vitamin C als eine Zitrone. Bei Erkältungen ist Sanddorn hilfreich zur Stärkung des Immunsystems. Sanddorn hat aber noch sehr viel mehr zu bieten. Neben Vitamin C liefert die Frucht fast alle B-Vitamine samt Folsäure und ist reich an fettlöslichen E-Vitaminen sowie Carotinoiden. Für die fettlöslichen Vitamine A und E liefert Sanddorn das Öl gleich mit und somit kann der Körper die Vitamine gleich verstoffwechseln. Eine Fülle an verschiedenen Mineralstoffen wie Kalzium, Eisen, Magnesium, Mangan und sekundären Pflanzenstoffen befindet sich zudem noch in der Sanddornfrucht. Mit anderen Worten: In der Sanddornfrucht steckt ein Vitamin- und Mineralcocktail, der den Körper wieder in Schwung bringt. Auch hier gilt wie bei allem, was wir aus der Natur essen: je weniger verarbeitet, desto besser die Wirkung! Denn frische Lebensmittel enthalten die meisten Vitalstoffe.

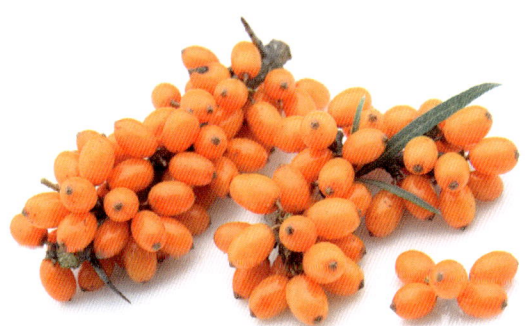

Sesamsamen

Sesam (*Sesamum indicum*), eine Pflanzenart aus der Familie der Sesamgewächse (*Pedaliaceae*), gehört zu den sogenannten Ölsaaten, ist eine weitverbreitete Kulturpflanze und vermutlich eine der ältesten Ölpflanzen der Welt. Die kleinen goldfarbenen Körner werden aufgrund ihres nussigen Geschmacks und ihres hohen

Gehalts an Vitaminen, Mineralstoffen und Spurenelementen geschätzt. Sie enthalten viel Vitamin B_1, B_2, B_6 und Niazin (Vitamin B_3) sowie Magnesium und Eisen. Vor allem wegen ihres hohen Kalziumgehalts – 780 Milligramm Kalzium pro 100 Gramm –, sollten sie immer wieder in Smoothies gemixt werden, um den Körper mit diesem Mineralstoff zu versorgen. Die Sesamkörner enthalten zudem etwa 20 bis 30 Prozent Eiweiß und etwa 50 Prozent Öl.

Weizengras

Weizen- oder Gerstengras sind Pflanzenarten, die beide zur Gattung *Hordeum* der Familie der Süßgräser (*Poaceae*) gehören. Sie chlorophyllhaltig sowie reich an sekundären Pflanzenstoffen und deshalb sehr gesundheitsfördernd. Die Getreidegräser werden als junge Pflanzen geerntet und weisen eine hohe Konzentration an Mineralien und Spurenelementen wie Eisen, Zink und Selen auf. Lebensnotwendige Nährstoffe wie Pflanzeneiweiß sind ebenfalls in den Gräsern zu finden. Doch damit nicht genug, die Gräser enthalten B-Vitamine, Provitamin A, die Vitamine C und E, Folsäure (Vitamin B_9), Pantothensäure (Vitamin B_5), Enzyme sowie Ballaststoffe und Chlorophyll. Weizengras ist zudem eine hervorragende Quelle für Lutein, das mit dem Betacarotin verwandt ist. Zu diesem Ergebnis kamen Wissenschaftler des Max Rubner-Instituts in Karlsruhe. Das Lutein gehört zu den Antioxidantien und schützt vor den freien Radikalen. Damit kommt ihm eine wichtige Bedeutung als Jungbrunnen zu. Ferner spielt Lutein vermutlich eine besonders wichtige Rolle für die Augen und

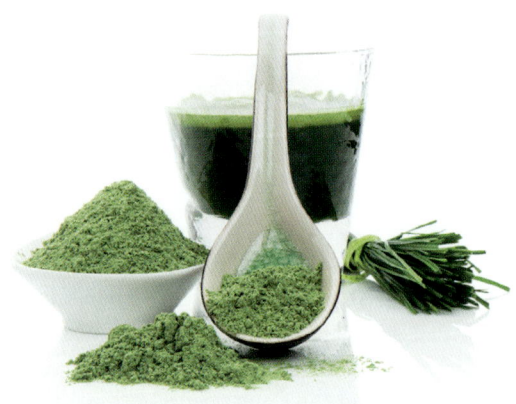

den Sehvorgang, da Lutein in beträchtlichen Mengen in die Netzhaut des Auges eingelagert wird und dort zum einen wie eine „innere Sonnenbrille" wirkt, und zum Zweiten die durch die Sonneneinstrahlung entstehenden freien Radikale abfängt.

Frischer Weizengrassaft oder getrocknetes Weizengraspulver ist eine vitalstoffreiche Zutat für Ihren Smoothie.

Zimt

Die Zimtstange oder der Stangenzimt ist ein getrocknetes, zusammengerolltes, röhrenförmiges Rindenstück von Zimtbäumen, insbesondere des Echten oder Ceylon-Zimtbaums (*Cinnamomum verum*). Zimt ist aufgrund seines Aromas sehr beliebt und besitzt wertvolle Heilkräfte. So wird er unter anderem bei Verdauungsbeschwerden wie Magen-Darm-Krämpfen und Völlegefühl verwendet. Zimt ist außerordentlich reich an Antioxidantien und kann außerdem helfen, blutzuckersenkende Medikamente einzusparen beziehungsweise diese Medikamente zu ersetzen. Es gibt allerdings Empfehlungen, täglich maximal die Menge eines halben Teelöffels zu konsumieren. Wenn Diabetes-Patienten Zimt nutzen, sollten sie dies mit ihrem Arzt besprechen. Denn durch den Verzehr von Zimt kann sich die benötigte Dosis des blutzuckersenkenden Medikaments ändern. Und Achtung: Zimt stimuliert die Gebärmutter.

Schwangere sollten deshalb keinen Zimt oder nur sehr kleine Mengen des aromatischen Gewürzes zu sich nehmen.

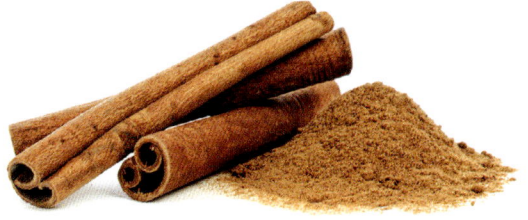

TEIL 2

Und nun zur Praxis

Köstliche Rezepte für jeden Tag

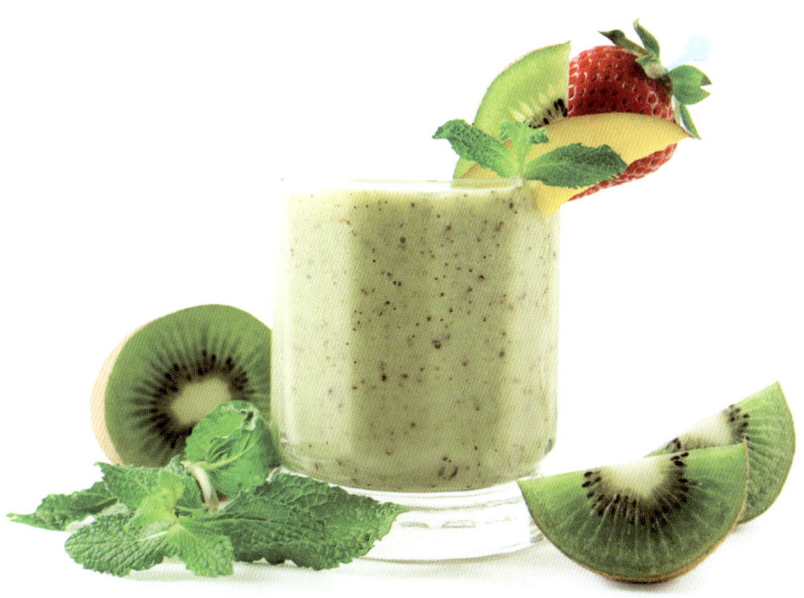

Promi-Rezepte

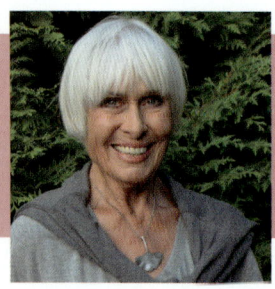

Barbara Rüttings
Power-Smoothie

Barbara Rütting ist eine deutsche Schauspielerin. Als Autorin und Politikerin wurde sie mit ihrem Engagement für eine ganzheitliche Lebensweise zu einer Leitfigur der Umwelt- und Tierschutz-Bewegung. Sie lebt seit über vierzig Jahren vegetarisch und seit etwa drei Jahren vegan.

Zutaten

1 Stück Banane *oder* ein paar
    Rosinen
Blätter von Brennnessel, Giersch,
    Scharbockskraut, Löwenzahn,
    Schafgarbe und Gänseblümchen
Linsenkeimlinge
eventuell Schnittlauch
    oder etwas Knoblauch
Sonnenblumenkerne
Cashewkerne
1 Teelöffel Miso
1 Prise Chilipulver
etwas Zitronensaft
Wasser (nach Belieben)

Zubereitung

Alle Zutaten im Mixer zu einem mehr oder weniger flüssigen Smoothie pürieren.

Tipps von Barbara Rütting

Ich mache hier bewusst keine Mengenangaben für die grünen Zutaten, denn ich ernte stets, was ich in Garten, Wald und Flur finde, und mixe einfach nach Gefühl: Mal verwende ich mehr, mal weniger Wasser und so variiere ich die Konsistenz. Da Cashewkerne sehr sättigen, passe ich die Menge meinem Hungergefühl an.

Wenn es kalt ist und ich das Bedürfnis nach etwas Warmem habe, erhitze ich das Wasser (allerdings nicht über 40 °C), bevor ich es zu den übrigen Zutaten gebe. So habe ich einen warmen und dennoch rohköstlichen Smoothie, in dem alle Vitamine enthalten sind.

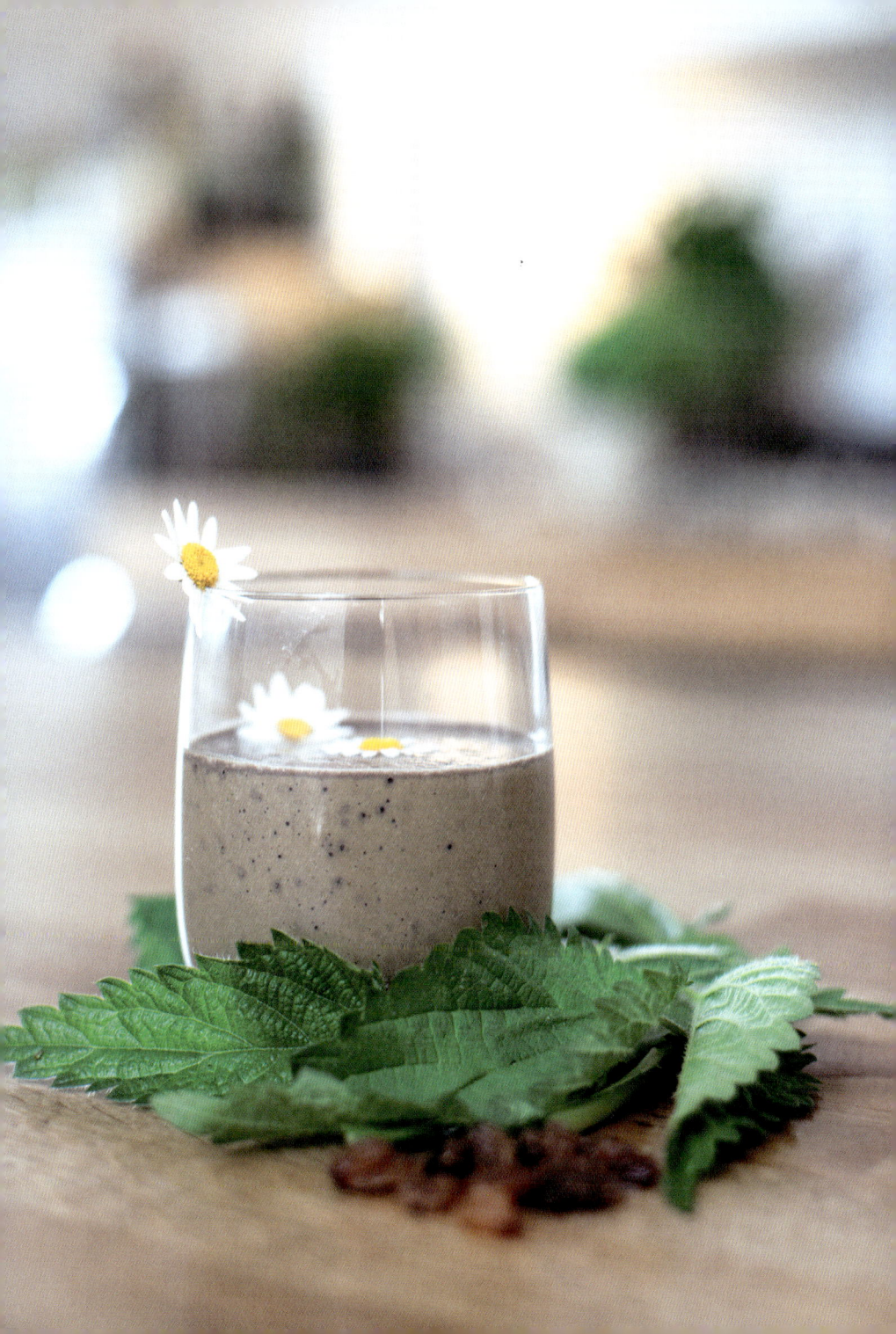

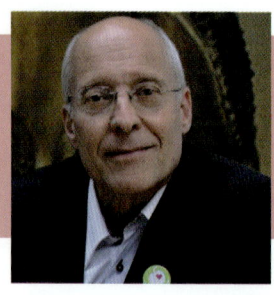

Roter Smoothie
von Dr. med. Ruediger Dahlke

Der Ganzheitsmediziner und Psychotherapeut **Dr. med. Ruediger Dahlke** ist vielen Menschen als Arzt, Seminarleiter, Referent und Bestsellerautor bekannt. Seit Jahrzehnten befasst er sich mit den Wechselbeziehungen des Körpers und der Seele. Er plädiert für die vegane Ernährung – für die Gesundheit, den Tierschutz, das Klima und die Welternährung sowie für eine humane Gesellschaft.

Dieser köstliche Drink setzt nicht nur farblich einen Lichtpunkt. Er ist sozusagen für das innere Kind in uns, weil er so anmachend süß und stimmungshebend wirkt und für Abwechslung sorgt. Dieses weiche Rot steht für die Süße und die Liebe.

Zutaten

2 Bananen
50 Gramm Himbeeren
6 Datteln, ohne Kerne
etwa ⅓ Vanilleschote
   (*oder* ⅓ **Teelöffel Vanillepulver**)
1 Prise Zimt
Wasser (nach Belieben)

Zubereitung

Alle Zutaten im Mixer pürieren.

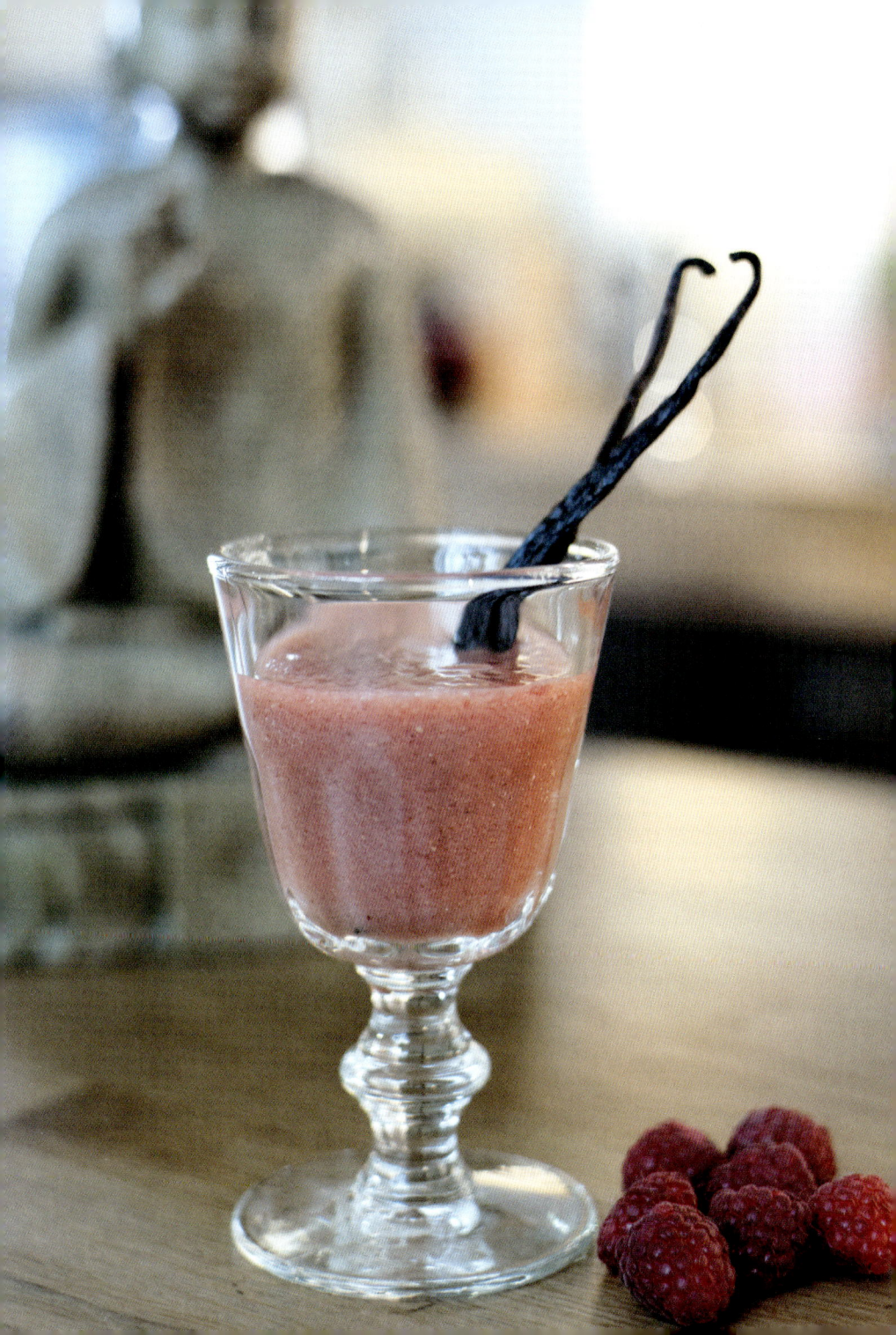

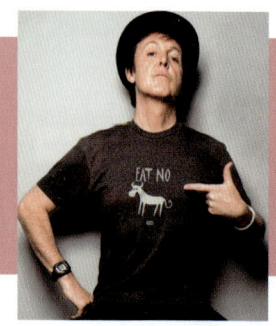

Avocadosuppe mit grünen Chilis
von Paul McCartney

Paul McCartney war Sänger und Songwriter der britischen Band THE BEATLES. Sein Stück „Yesterday" gilt als der meistgespielte Popsong aller Zeiten. Auch seine Solokarriere ist beispiellos und zählt zu den erfolgreichsten in der Geschichte der Popmusik. 1997 erhielt er von Königin Elisabeth II die Auszeichnung „Knight Bachelor" und wurde damit in den Adelsstand erhoben. Er ist seitdem berechtigt, das Adelsprädikat „Sir" vor seinem Vornamen zu führen. Seit vielen Jahrzehnten lebt er vegetarisch und engagiert sich bei der Tierrechtsorganisation PeTA (*People for the Ethical Treatment of Animals*) für die Tiere.

Zutaten

2 reife Avocados
120 Gramm grüne milde
    Chilischoten
1 mittlere Zwiebel, in Stücke
    geschnitten
2 Teelöffel Zitronensaft
2 Teelöffel trockener Sherry
400 Milliliter Soja-Drink
Salz und Pfeffer zum Abschmecken
gehackte Chilis *oder* frische
    Petersilie zur Dekoration
Wasser (nach Belieben)

Zubereitung

Die Avocados halbieren und die Kerne entfernen. Mit einem Löffel das Fruchtfleisch aus der Schale herauslösen und im Mixer pürieren. Die übrigen Zutaten (mit Ausnahme der Petersilie oder der gehackten Chilis zur Dekoration) dazugeben und das Ganze weiterpürieren, bis die Masse cremig ist.

Die Suppe in eine Schüssel geben, mit gehackten Chilis oder frischer Petersilie bestreuen und sofort servieren.

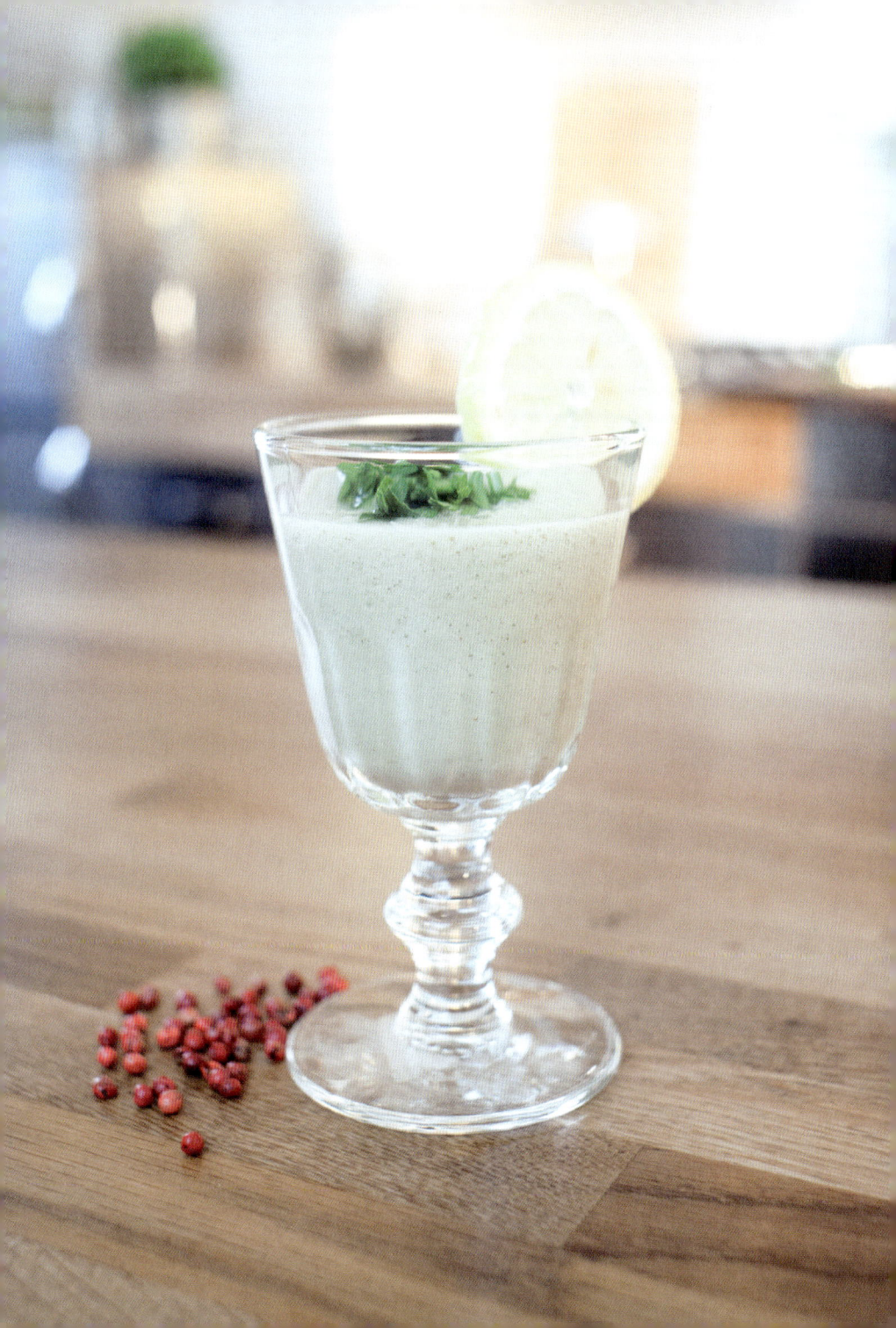

Fruchtige und pikante Smoothies

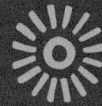

… und noch ein paar Tipps vorab für die Zubereitung Ihrer Smoothies

Für Sie als **Neueinsteiger**, der möglicherweise mit dem Smoothie-Mixen beginnt und einen süßlichen Geschmack bevorzugt, ist es empfehlenswert, grüne Salatblätter, Babyspinat oder Feldsalat zu verwenden. Wildkräuter schmecken am Anfang vielleicht zu bitter. Doch nach einiger Zeit können Sie dann auch mal einen Smoothie mit ein paar Wildkräutern wie Löwenzahn kosten. Falls Sie den Geschmack eines Smoothies als zu herb empfinden, können Sie diesen abmildern, indem Sie eine Extra-Portion Datteln, einige Feigen oder eine Banane hinzugeben. Cashewnüsse verleihen ihm ebenfalls eine mildere Note. Außerdem werden Sie feststellen, dass sich Ihr Geschmack mit der Zeit verändert. So wird ein leicht herb schmeckender „Wildkräuter-Cocktail" von langjährigen Smoothie-Genießern oft als angenehm empfunden. Aber grundsätzlich ist es wichtig, dass Ihnen Ihre Smoothies schmecken – und was das angeht: Smoothies bieten Ihnen unzählige Variationsmöglichkeiten. Dann werden auch Sie sich täglich an Ihren Smoothies erfreuen und diese langjährig in Ihre Ernährung einfügen.

Jeden Smoothie können Sie **kühl oder warm genießen** – und sogar als Suppe oder Püree essen, wenn Sie weniger Wasser verwenden. Bitte nehmen Sie nur lauwarmes Wasser, damit alle Vitamine und sekundären Pflanzenstoffe erhalten bleiben.

Die Devise beim Genießen des Smoothies lautet auch (wie bei allen anderen Gerichten): **Slow Food**. Lassen Sie sich beim Essen Zeit, seien Sie achtsam, nehmen Sie den Geschmack wahr und kauen Sie gründlich. Das alles sollte eigentlich eine Selbstverständlichkeit sein. Doch leider ist das heute nicht mehr so … Deshalb: Besinnen Sie sich wieder darauf, dass Sie einfach nur essen, wenn Sie gerade essen. Tun Sie nichts nebenher.

Ihren **Smoothie für unterwegs** füllen Sie am besten in eine Thermosflasche oder in eine braune Glasflasche, die Sie möglichst kühl lagern. **Achtung!** Auf gar keinen Fall sollten Sie eine Plastikflasche oder ein anderes Behältnis aus Plastik verwenden!

Plastikflaschen und Aluminiumverpackungen verwenden Sie am besten gar nicht – auch wenn der Hersteller verspricht, dass das Material keine Schadstoffe abgibt. Wie oft hat man schon solche Versprechungen gehört und im Nachhinein dann wissenschaftliche Untersuchungen gelesen, die nachwiesen, dass sich bestimmte Stoffe, die für die Gesundheit unvorteilhaft sind und in einem menschlichen Körper nichts zu suchen haben, doch aus der Verpackung lösen und so in die Flüssigkeit gelangen.

Aus einem **Gemüse-Kräuter-Smoothie** lässt sich auch eine **gesunde Gemüse-suppe** zubereiten. Einen Teil des Gemüse-Smoothies trinken Sie frisch, den Rest füllen Sie in Ihre Thermosflasche und nehmen diese mit zur Arbeit. Vor Ort gießen Sie etwas warmes Wasser hinzu … und fertig ist die köstliche Suppe! Eine Zwischen-mahlzeit voller Vitalstoffe! Sie können auch noch Gewürze oder frische Kräuter über Ihre Gemüsesuppe streuen.

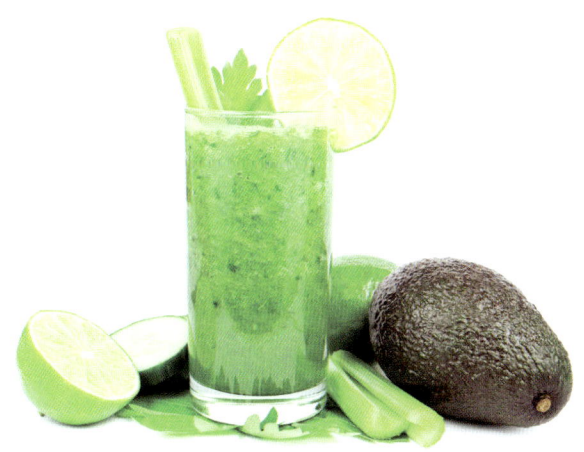

Beauty-Smoothie

Zutaten

1 Banane
4 Pfirsiche
1 Avocado
7 Löwenzahnblätter
4 Salbeiblätter
50 Gramm frisches
  Weizengras *oder* 1 Esslöffel
  Weizengraspulver
1 Teelöffel Hagebuttenpulver
1 Esslöffel Bierhefepulver
etwa 200 Milliliter grüner Tee
  oder Wasser

Zubereitung

Einen grünen Tee zubereiten und abkühlen lassen. (Eventuell bereits am Vorabend herstellen.) Banane schälen und in Stücke schneiden. Pfirsiche waschen, entkernen und halbieren. Avocado teilen, den Kern entfernen, das Fruchtfleisch mit einem Teelöffel vorsichtig von der Schale lösen und in den Mixer geben. Dann die gewaschenen Löwenzahnblätter, das zerkleinerte Weizengras (oder das Weizengraspulver) und 2 Salbeiblätter hinzufügen. Darüber Hagebutten- und Bierhefepulver streuen. Zum Schluss den erkalteten grünen Tee darübergießen. Alles zusammen im Mixer pürieren.

Zur Dekoration auf dem Unterteller die beiden übrigen Salbeiblätter legen.

Katja Lührs' Beauty-Tipp mit Obst und Gemüse

Von diesem Smoothie – wie von vielen anderen, die Sie in *Smoothie fit* finden – können Sie auch eine **Gesichtsmaske** herstellen. Dazu geben Sie 3 Esslöffel des jeweiligen Smoothies durch ein Edelstahlsieb in eine kleine Schüssel und rühren ¼ gestrichenen Teelöffel Agar-Agar darunter. Tragen Sie die Mischung auf Gesicht, Hals und Dekolleté auf und lassen Sie sie 20 Minuten einwirken. Anschließend waschen Sie das Ganze dann vorsichtig mit Wasser ab.

Green-Power-Smoothie

von Catherine Scheitterlein und Denis Salamon (Köche in *TamanGa*, dem Seminar-Zentrum von Dr. med. Ruediger Dahlke)

Das ist mal ein Drink mit einem wirklich anderen Geschmack und er wirkt durch den Ingwer nicht so kühlend wie die meisten anderen Smoothies.

Zutaten

1 Apfel

1 Birne

1 Banane

50 Gramm Spinat

1 junges Kohlrabi-Blatt

5 Stängel Giersch

2 Blätter Löwenzahn

etwa 4 Gramm (*oder* 1 Zentimeter)
   Ingwerwurzel

Wasser (nach Belieben)

2 Scheiben Zitrone zur Dekoration

Zubereitung

Alle Zutaten im Mixer pürieren.

Tipps   Was das Wasser oder andere Flüssigkeiten anbelangt, finden Sie in unseren Rezepten keine exakten Angaben: Variieren Sie selbst die Konsistenz und die Nahrhaftigkeit Ihres Smoothies – je nachdem, ob Ihnen eher nach einem Drink oder nach einem Pudding zumute ist –, indem Sie **mehr oder weniger Wasser** dazugeben. So können Sie Ihren Smoothie auch einfach ein wenig mit Flüssigkeit strecken, wenn einmal ein unangemeldeter Gast vorbeikommt.

Cremiger wird Ihr Smoothie, wenn Sie Avocado oder Banane hineingeben.

Verwenden Sie **Wasser in Quellwasserqualität**. Dieses können Sie zum Kochen und zur Zubereitung von Tees und Smoothies verwenden.

Lady in Pink

Zutaten

200 Gramm Johannisbeeren
100 Gramm Himbeeren
100 Gramm Erdbeeren
100 Milliliter Kokosmilch
 oder Hafermilch

Zubereitung

Die Beeren waschen und in den Mixer geben. Kokos- oder Hafermilch hinzufügen und das Ganze fein pürieren.

Goji King

Zutaten

1 Apfel
1 Birne
4 Nektarinen
1 Wassermelone
2 Blattstiele Staudensellerie
½ Kopf Römersalat
30 Gramm Gojibeeren (vorher
 etwa 15 Minuten eingeweicht)
1 Teelöffel Hagebuttenpulver

Zubereitung

Apfel und Birne gründlich waschen, vierteln und das Kerngehäuse herausschneiden. Die Nektarinen waschen und den Kern entfernen. Alles zusammen mit dem Fruchtfleisch der Wassermelone in den Mixer füllen. Staudensellerie waschen und in Stücke schneiden. Römersalat waschen, abtropfen lassen und zerkleinern. Beides ebenfalls in den Mixer geben. Die eingeweichten Gojibeeren daraufgeben. Zum Schluss noch 1 Teelöffel Hagebuttenpulver darüberstreuen und das Ganze gut pürieren.

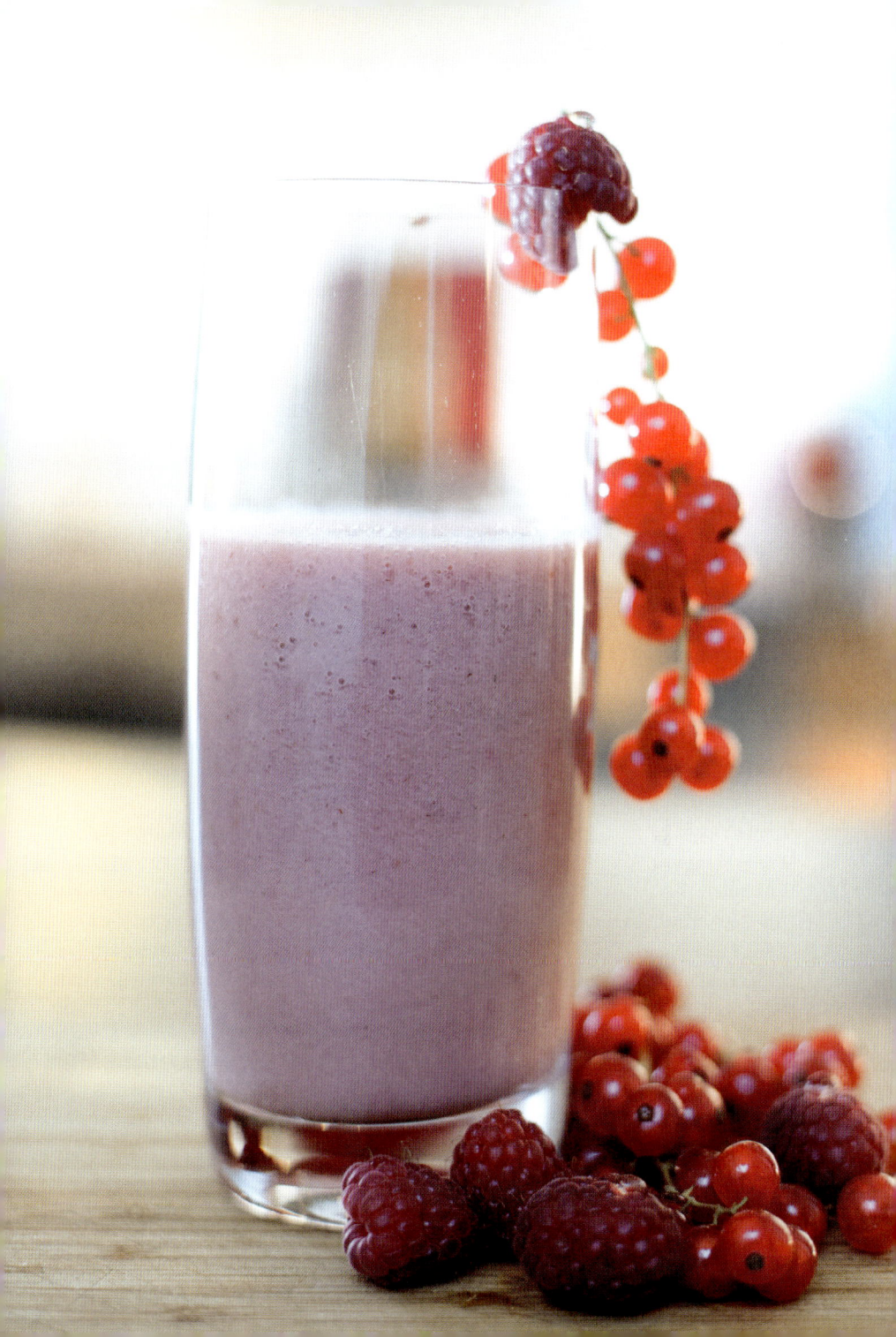

Kraftquelle

Zutaten

1 reife Honigmelone
1 Avocado
7 Blätter Römersalat
1 Bund frische Salatkräuter
etwa 200 Milliliter Hagebuttentee
  (*oder* Wasser)

Zubereitung

Die Honigmelone halbieren, entkernen und das Fruchtfleisch aus der Schale löffeln. Die Avocado halbieren, den Kern entfernen und das Fruchtfleisch mit einem Teelöffel aus der Schale heben. Den Römersalat und die frischen Kräuter waschen, abtropfen lassen und zerkleinern. Anschließend alle Zutaten in den Mixer geben, den erkalteten Hagebuttentee darübergießen und das Ganze pürieren.

Mangopaya

Zutaten

1 reife Papaya
1 reife Mango
1 Banane
100 Gramm Eichblattsalat
1 Bund Petersilie
1 Handvoll Brennnesselblätter
  (*alternativ* Löwenzahnblätter
  oder Giersch)
1 Esslöffel Dinkelgraspulver
1 Teelöffel Moringablattpulver
  (nach Belieben)
etwa 300 Milliliter Kräutertee
  oder Wasser

Zubereitung

Das Fruchtfleisch von Papaya, Mango und Banane in Stücken in den Mixer geben. Den gewaschenen und zerkleinerten Eichblattsalat, die Brennnesselblätter und die Petersilie hinzufügen. Das Dinkelgraspulver darüberstreuen, den erkalteten Kräutertee darübergießen und pürieren.

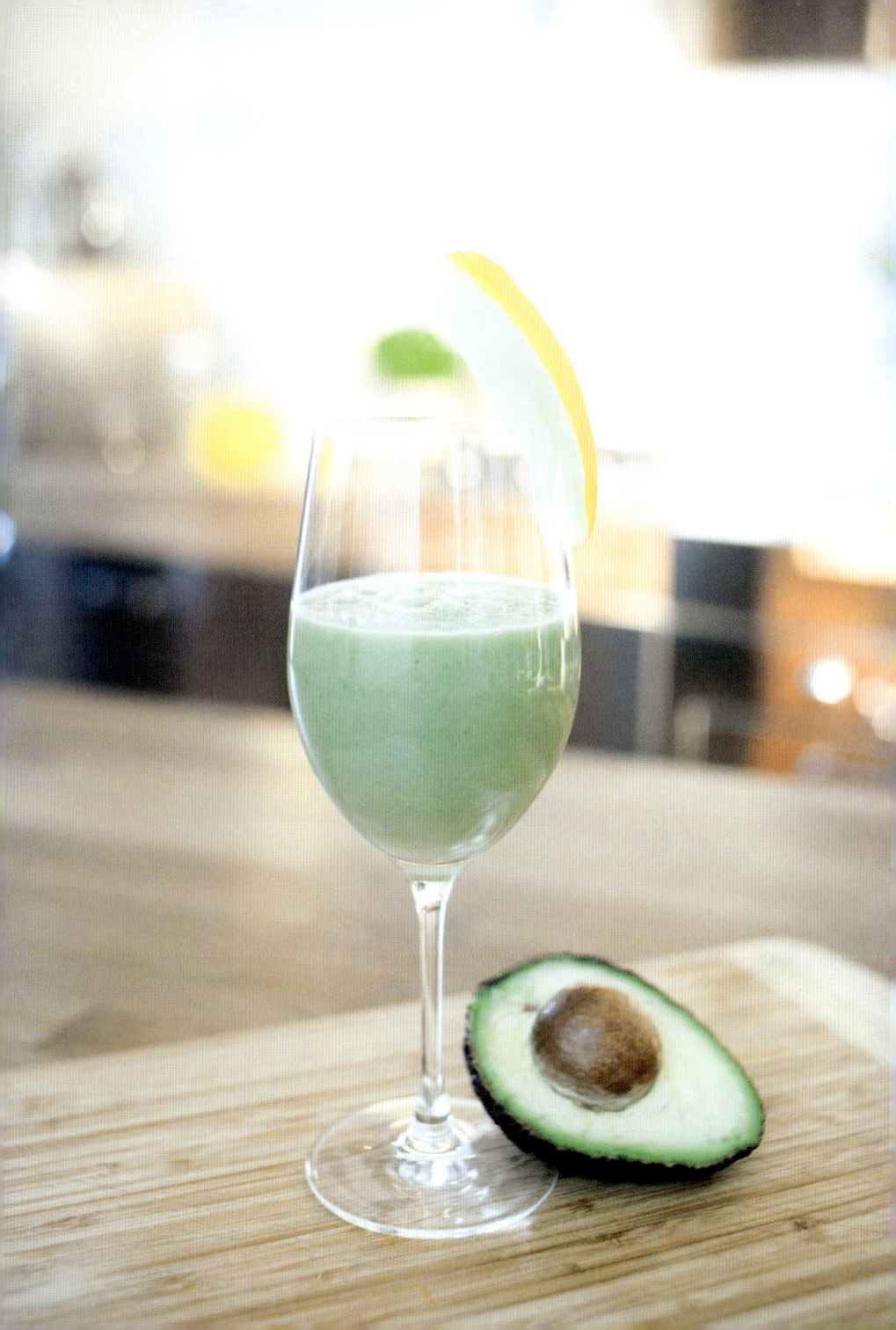

Grüne Harmonie

Zutaten

1 Apfel

1 Birne

1 Banane

1 Avocado

200 Gramm Feldsalat

1 Bund frische Gartenkräuter

1 Esslöffel Hanfsamenmus

5 Mandeln (vorher prüfen, dass
   keine bittere dabei ist)

etwa 150 Milliliter Brennnesseltee
   oder Wasser

Gartenkräuter zur Dekoration

Zubereitung

Apfel und Birne gründlich waschen, das Kerngehäuse entfernen und das Fruchtfleisch mit Schale in Stücke schneiden. Banane schälen, ebenfalls in Stücke schneiden. Feldsalat putzen und waschen. Die Kräuter waschen und zerkleinern. Die Avocado halbieren, den Kern entfernen und das Fruchtfleisch aus der Schale löffeln. Alle Zutaten in den Mixer geben. Das Hanfsamenmus und die Mandeln hinzufügen. Zum Schluss den erkalteten Brennnesseltee darübergießen und das Ganze fein pürieren.

Den Drink in schönen Gläsern anrichten und mit gewiegten Kräutern oder einzelnen Blättchen dekorieren.

Tipp Verwenden Sie ausschließlich **Bio-Obst und -Gemüse** der Saison für Ihren Smoothie und lagern Sie es kühl und dunkel. Solche Zutaten müssen Sie nur gründlich waschen und können sie dann mit Schale in den Mixer geben. In den Schalen von Äpfeln ist der Vitamingehalt erwiesenermaßen bis zu siebenmal so hoch wie im Fruchtfleisch. Auch an Mineralien und Eiweißen sind die Schalen von Äpfeln und Birnen reicher. Es ist also kein Ammenmärchen: Es lohnt sich tatsächlich, Obst mit Schale zu verzehren! Aber natürlich können Sie Ihr Obst und Gemüse auch schälen – vor allem, wenn Sie konventionell angebaute Lebensmittel einkaufen.

Herzhafter Rucola-Smoothie (oder Rucola-Suppe)

Zutaten

1 Orange

1 Avocado

1 gelbe Paprika

100 Gramm Rucola

1 Bund Petersilie

1 Knoblauchzehe, geschält

1 Prise Cayennepfeffer

1 Prise Kurkuma

200 Milliliter Wasser

Zubereitung

Die Orange schälen, filetieren und entkernen. Die Paprika waschen, vierteln und von den Kernen befreien. Rucola und Petersilie waschen und zerkleinern. Alle Zutaten zusammen mit dem Fruchtfleisch der Avocado in den Mixer geben. Die geschälte Knoblauchzehe und die Gewürze sowie das Wasser hinzufügen. Das Ganze gut pürieren.

Tipp Wenn Sie den Smoothie als Suppe löffeln möchten, dann geben Sie nur etwas warmes Wasser hinzu und servieren das Ganze in einer Suppenschale. Mit etwas gehackter Petersilie dekorieren.

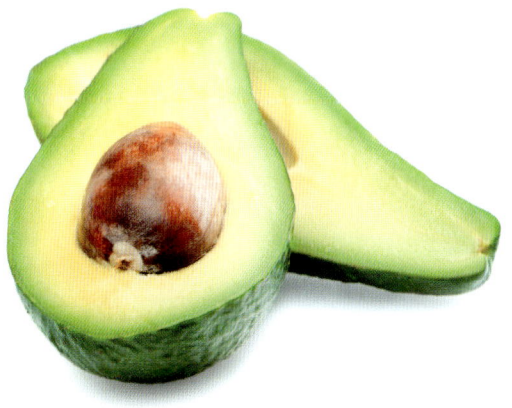

„Hallo wach!"-Smoothie

Zutaten

1 Apfel
½ Ananas
1 Banane
100 Gramm Feldsalat
¼ Bund Petersilie
1 Esslöffel Mandelmus
1 Prise geriebene Muskatnuss
   oder **Kardamompulver**
etwa 150 Milliliter Wasser
1 Prise geriebene Muskatnuss
   oder **Kardamompulver zur**
   Dekoration

Zubereitung

Den Apfel gründlich waschen, vierteln und das Kerngehäuse herausschneiden. Die Ananas schälen, den harten Mittelteil entfernen und das Fruchtfleisch ebenfalls in Stücke schneiden. Die Banane schälen und zerkleinern. Den Feldsalat und die Petersilie waschen. Alle Zutaten in den Mixer geben. 1 Prise Muskatnuss oder Kardamom darübergeben. Dann das Wasser dazugeben und alles mixen.

Den Smoothie in schönen Gläsern anrichten und mit 1 zusätzlichen Prise Muskatnuss oder Kardamom dekorieren.

Smoothie verde

Zutaten

1 Apfel
1 Birne
1 Kiwi
1 Pfirsich
1 Mango
1 Handvoll junge Löwenzahn-
   blätter
1 Handvoll junge Brennnessel-
   blätter
etwa 200 Milliliter Brennnesseltee
   oder **Wasser**

Zubereitung

Apfel und Birne gründlich waschen, vierteln und das Kerngehäuse herausschneiden. Kiwi schälen und vierteln. Den Pfirsich waschen, entkernen und ebenfalls in Stücke schneiden. Das Obst in den Mixer geben. Die Löwenzahn- und die Brennnesselblätter sorgfältig waschen, zerkleinern und dazugeben. Die Zutaten mit dem abgekühlten Brennnesseltee oder dem Wasser übergießen und das Ganze pürieren.

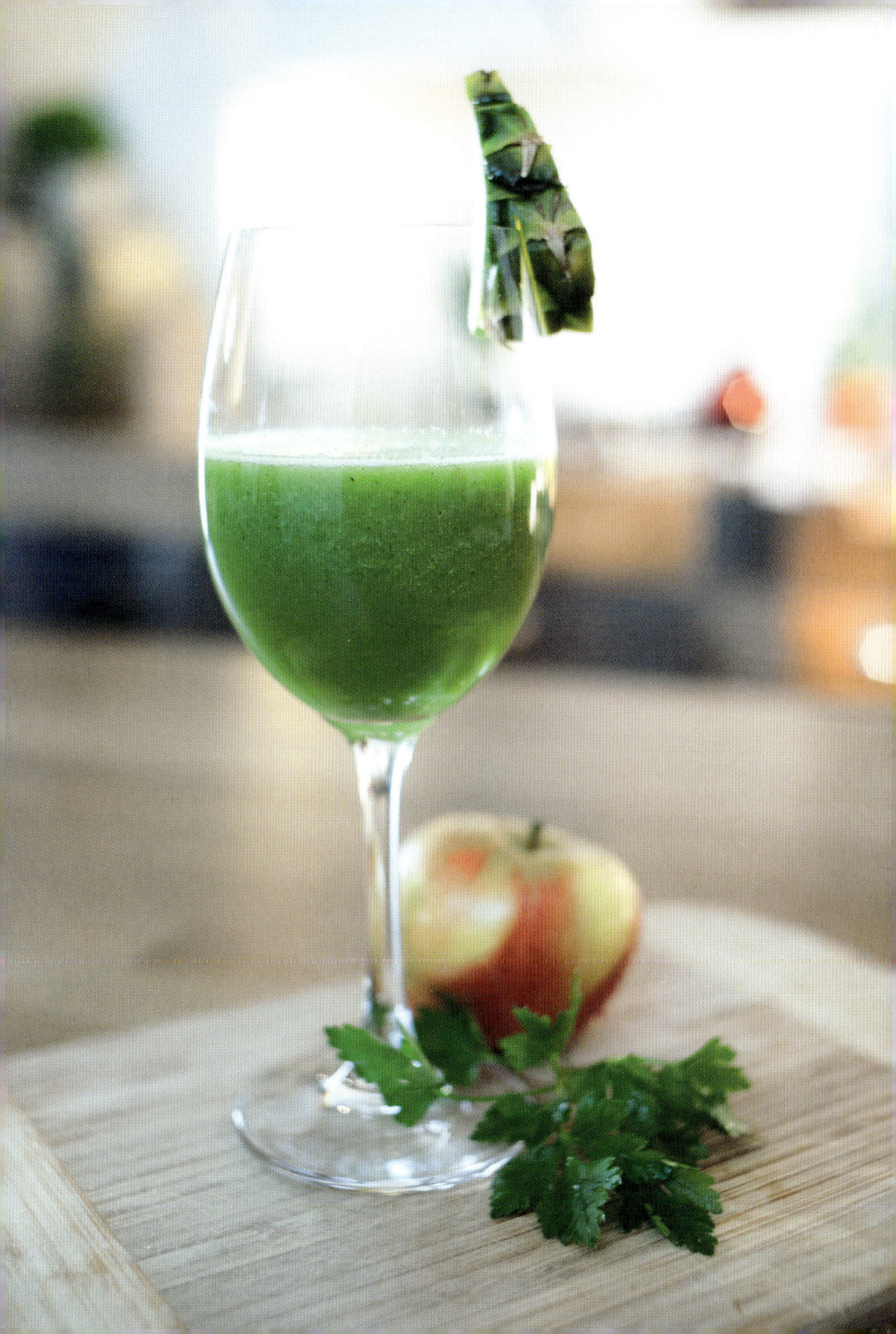

Rosarot

Zutaten

1 Apfel
2 Nektarinen
1 Banane
100 Gramm Erdbeeren
100 Gramm Himbeeren
etwa 150 Milliliter Wasser

Zubereitung

Den Apfel gründlich waschen, vierteln und das Kerngehäuse herausschneiden. Ebenso die Nektarinen waschen, entkernen und in Stücke schneiden. Die Banane schälen und ebenfalls in Stücke schneiden. Alle Früchte mit den gewaschenen Beeren und den anderen Zutaten in den Mixer geben und das Ganze pürieren.

Green Berry

Zutaten

1 Banane
200 Gramm gemischte Beeren,
   frisch *oder* tiefgefroren
100 Gramm junger Spinat
1 kleines Stück Ingwer
etwa 150 Milliliter Wasser

Zubereitung

Die Banane schälen und in Stücke schneiden. Die Beeren waschen. Den Spinat waschen, abtropfen lassen und zerkleinern. Das Ingwerstück entweder gründlich waschen und bürsten oder schälen. Alle Zutaten in den Mixer geben, das Wasser hinzufügen und das Ganze pürieren.

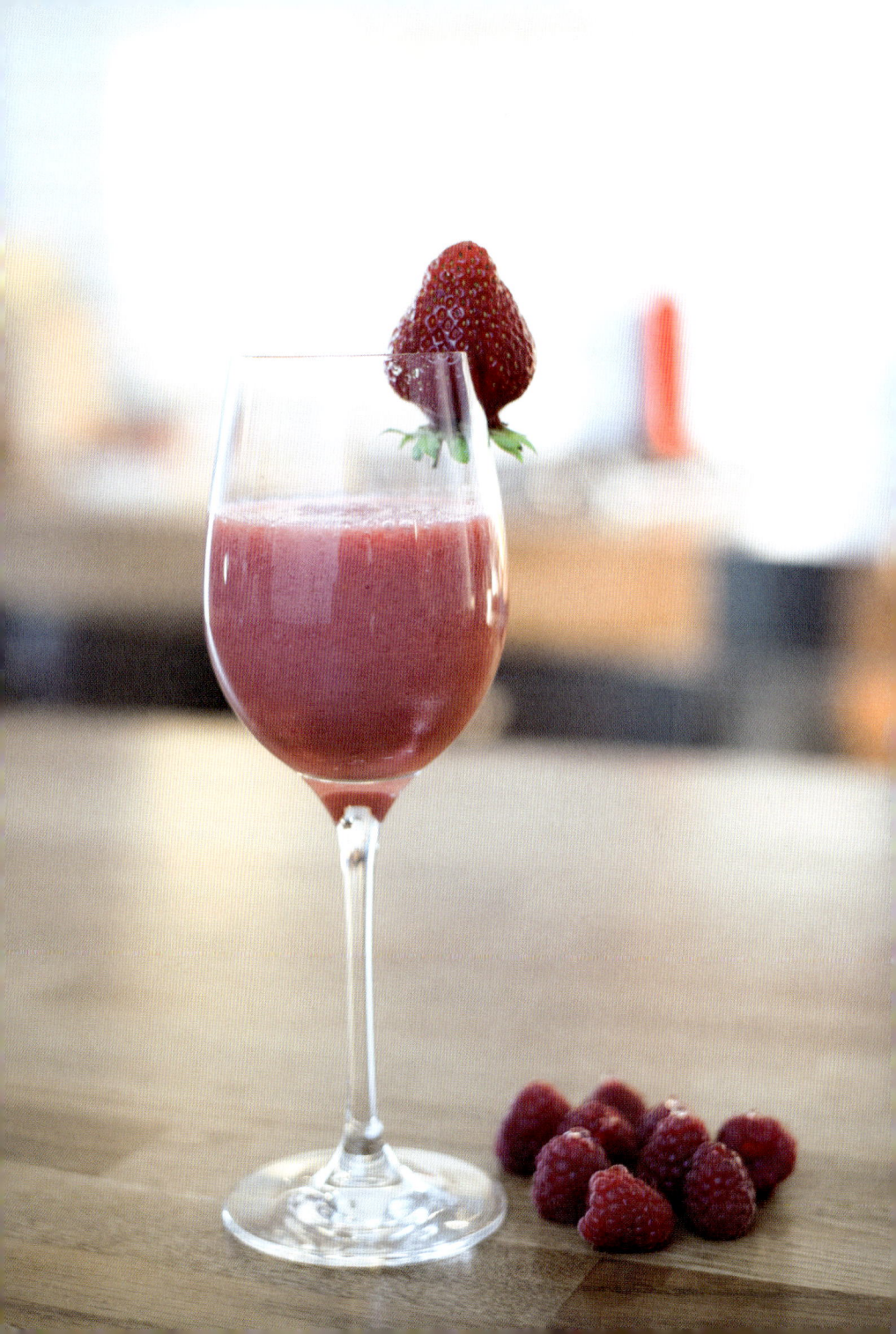

Anti-Aging-Smoothie

Zutaten

1 Apfel

2 Kiwis

½ Ananas

1 Banane

1 Handvoll zarte
  Brennnesselblätter (*alternativ*
  Löwenzahn, Giersch,
  Vogelmiere, Spinat, Feldsalat,
  Kopfsalat *oder* Römersalat)

3 Teelöffel Dinkelgraspulver

1 Esslöffel Hanfsamenmus

etwa 200 Milliliter Kräutertee
  oder Wasser

Kiwischeiben zur Dekoration

Zubereitung

Den Apfel gründlich waschen, vierteln und das Kerngehäuse herausschneiden. Die Kiwis schälen, zerkleinern, die Banane schälen und in großzügige Stücke schneiden. Die Ananas schälen, den harten Mittelteil entfernen, das Fruchtfleisch in Stücke schneiden. Fruchtstücke in den Mixer geben. Dann die gewaschenen Brennnesselblätter, das Dinkelgraspulver sowie das Hanfsamenmus hinzugeben. Das Ganze mit dem erkalteten Kräutertee übergießen und gut pürieren.

Mit einer Kiwischeibe am Glasrand servieren.

Tipp Sowohl beim Ernten als auch beim Waschen der Brennnesselblätter sollte man Handschuhe tragen, damit es nicht zu einem unangenehmen „Brennen" auf der Haut kommt. Wenn man Brennnesselblätter mit einem Nudelholz walzt, brechen die Brennhaare ab und die Blätter können roh verwendet werden. Das Pürieren in einem (Hochleistungs-)Mixer hat den gleichen Effekt.

Morgenröte

Zutaten

4 Pfirsiche
4 Tomaten, mittelgroß
2 Blattstiele Staudensellerie
3 Stängel Zitronenmelisse
4 Stängel Basilikum
1 Messerspitze Kurkuma
etwa 100 Milliliter Ingwertee
Basilikumblätter zur Dekoration

Zubereitung des Ingwertees

Das Wasser in einem Topf zum Kochen bringen. Ein Ingwerstück schälen und 5 bis 10 dünne Scheiben davon abschneiden – je nachdem, ob Sie Ihren Ingwertee lieber mild oder intensiv im Geschmack bevorzugen. Die Ingwerscheiben in das kochende Wasser geben und mindestens 10 bis 20 Minuten lang ziehen lassen.

Zubereitung des Smoothies

Das Obst und Gemüse waschen und in Stücke schneiden. Bei den Tomaten die harten Teile und bei den Pfirsichen den Kern entfernen. Die Kräuter waschen, abtropfen lassen und zerkleinern. Alle Zutaten zusammen mit 1 Messerspitze Kurkuma in den Mixer geben. Den erkalteten Ingwertee darübergießen. Das Ganze mixen.

Den Smoothie in schönen Gläsern liebevoll anrichten und kühl servieren. Mit je 3 bis 4 Basilikumblättern dekorieren.

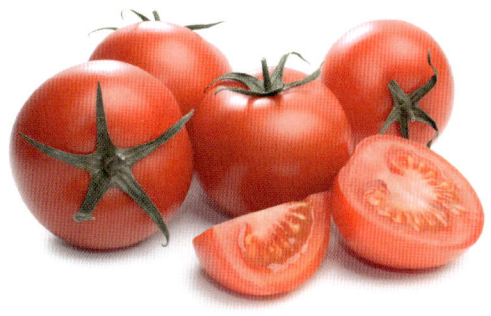

Purple Rain

Zutaten

1 Apfel
1 Birne
1 Rote Bete
100 Gramm frische Spinatblätter
5 Walnusskerne
5 frische Mandeln
50 Gramm frisches Weizengras
   oder 1 Esslöffel Weizengraspulver
etwa 100 Milliliter Wasser
Walnusskerne zur Dekoration

Zubereitung

Obst waschen, das Kerngehäuse herausschneiden und in Stücke schneiden. Rohe
Rote Bete waschen und würfeln. Das Weizengras zerkleinern. Alle Zutaten in den Mixer
geben und pürieren.

Smoothie in Gläser füllen und 1 bis
2 Walnusskerne zur Dekoration auf die
Unterteller geben.

ABBA-Smoothie

Zutaten

1 Apfel
1 Birne
1 Banane
1 Avocado
50 Gramm Grünkohl
1 Bund Petersilie
etwa 150 Milliliter Wasser
   oder Kräutertee

Zubereitung

Apfel und Birne gründlich waschen, vierteln
und das Kerngehäuse herausschneiden. Die
Banane schälen und in Stücke schneiden.
Die Kohlblätter und die Petersilie waschen,
abtropfen lassen und zerkleinern. Die harten
Stiele des Kohls vorher entfernen. Alle Zutaten
zusammen mit dem Fruchtfleisch der Avocado
in den Mixer geben. Das Wasser oder den
erkalteten Kräutertee hinzufügen und das
Ganze gut pürieren.

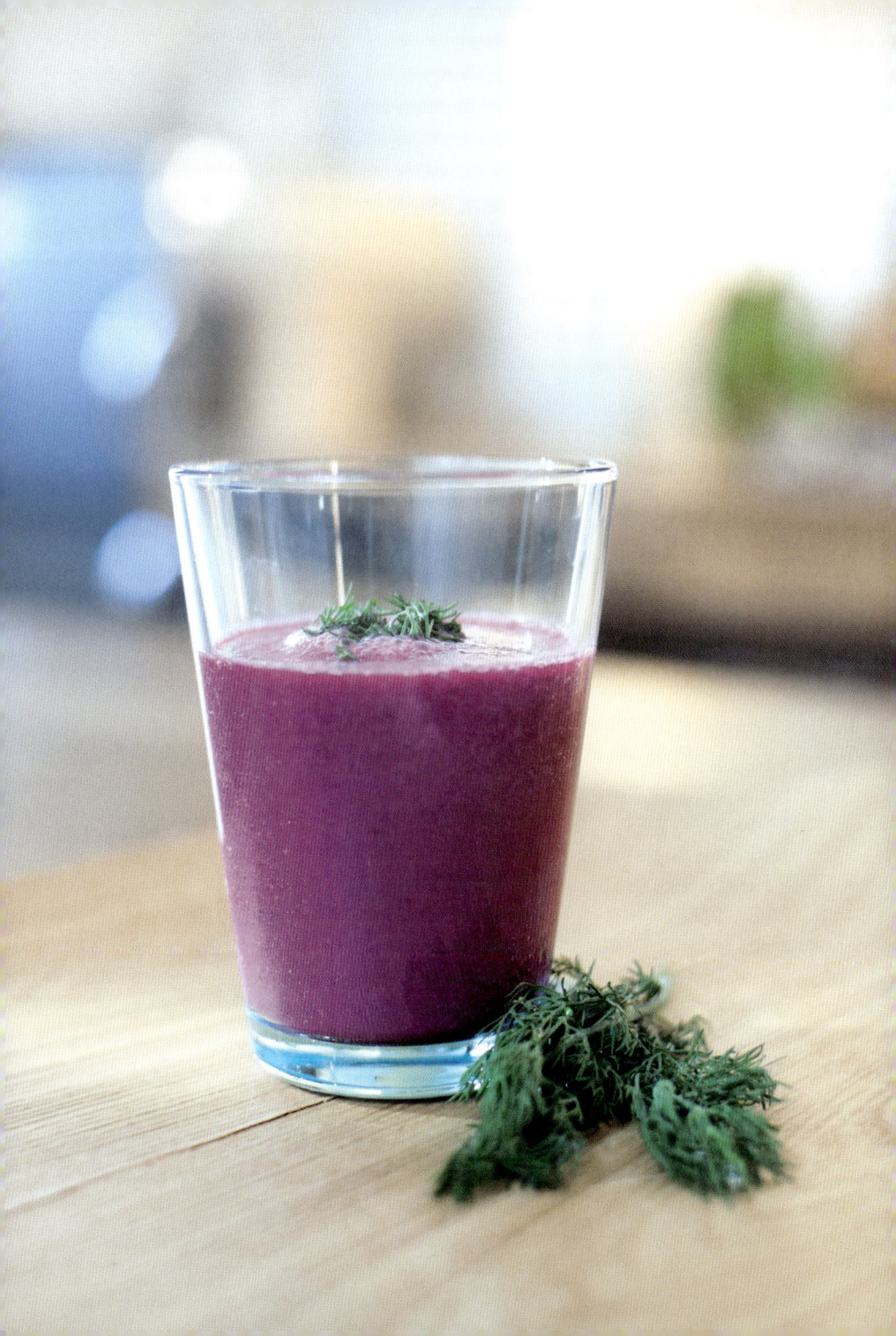

Tomatencocktail

Zutaten

2 Orangen
400 Gramm Tomaten
2 Blattstiele Staudensellerie
1 Bund frisches Basilikum
1 Prise Cayennepfeffer
etwa 100 Milliliter Wasser

Zubereitung

Die Orangen schälen, filetieren und entkernen. Die Tomaten waschen und vierteln. Den Staudensellerie waschen und in Stücke schneiden. Basilikum waschen und abtropfen lassen. Alle Zutaten in den Mixer geben, mit 1 Prise Cayennepfeffer würzen, das Wasser darübergießen und das Ganze pürieren.

Buntes Allerlei

Zutaten

1 Avocado
2 Möhren
1 Salatgurke
100 Gramm junger Spinat
½ Bund Löwenzahn
½ Bund Dill
1 Spritzer Zitronensaft
1 Prise Cayennepfeffer
etwa 150 Milliliter Wasser

Zubereitung

Den Spinat sowie die Kräuter waschen, abtropfen lassen und zerkleinern. Die Avocado halbieren, den Kern entfernen und das Fruchtfleisch aus der Schale löffeln. Die Möhren putzen, die Salatgurke waschen und beides in große Stücke schneiden. Alle Zutaten in den Mixer geben, das Wasser darübergießen und das Ganze pürieren.

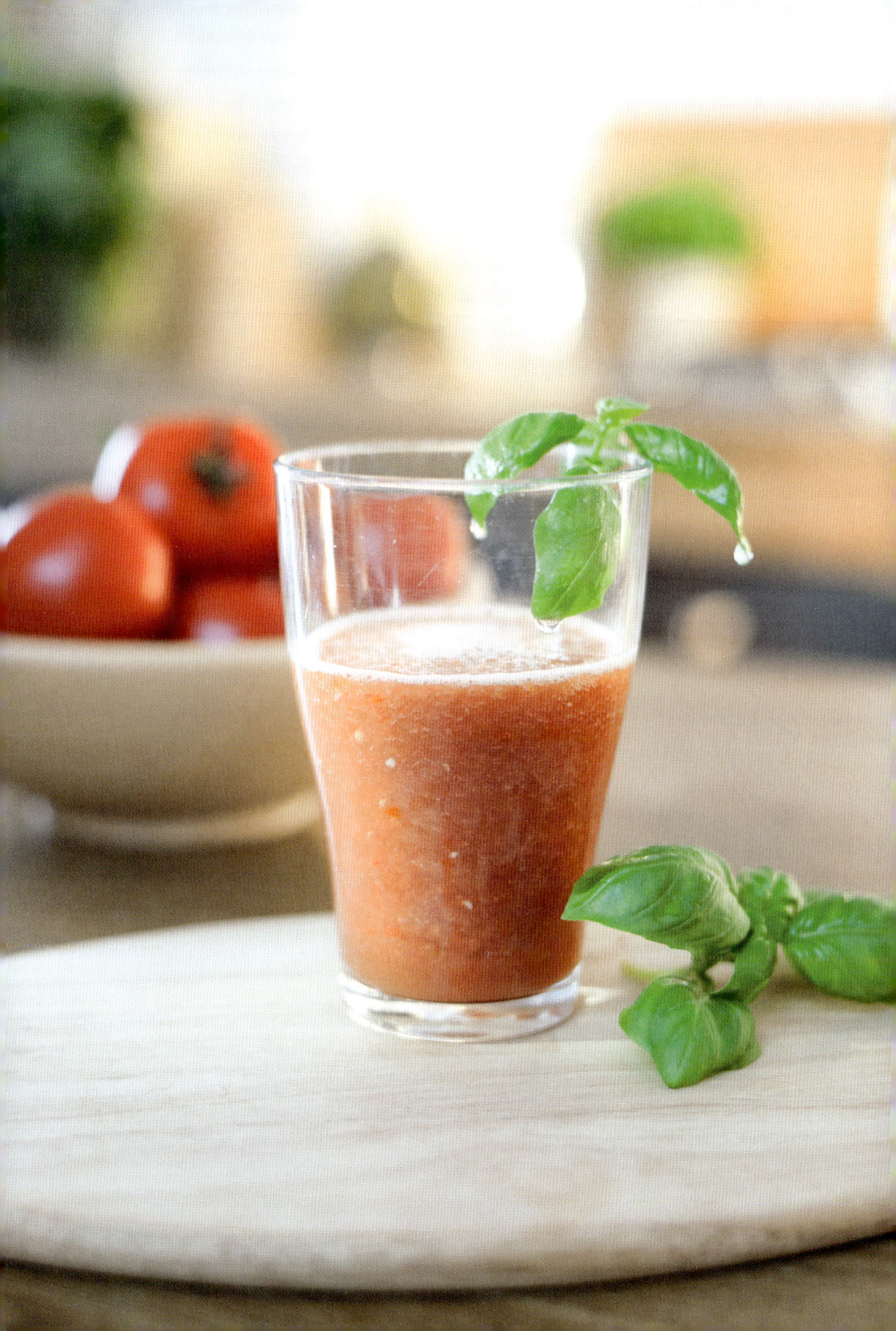

Ingwer fit

Zutaten

2 Pfirsiche
1 Banane
1 Salatgurke
2 Blattstiele Staudensellerie
½ Bund Petersilie
etwa 200 Milliliter Ingwertee

Zubereitung des Ingwertees

Das Wasser in einem Topf zum Kochen bringen. Ein Ingwerstück schälen und 5 bis 10 dünne Scheiben davon abschneiden – je nachdem, ob Sie Ihren Ingwertee lieber mild oder intensiv im Geschmack bevorzugen. Die Ingwerscheiben in das kochende Wasser geben und mindestens 10 bis 20 Minuten lang ziehen lassen.

Zubereitung des Smoothies

Banane schälen und vierteln. Pfirsiche waschen, entkernen und in Stücke schneiden. Salatgurke waschen und in dicke Scheiben schneiden. Staudensellerie und Petersilie waschen und zerkleinern. Alles in den Mixer geben. Den erkalteten Ingwertee darübergießen und das Ganze pürieren.

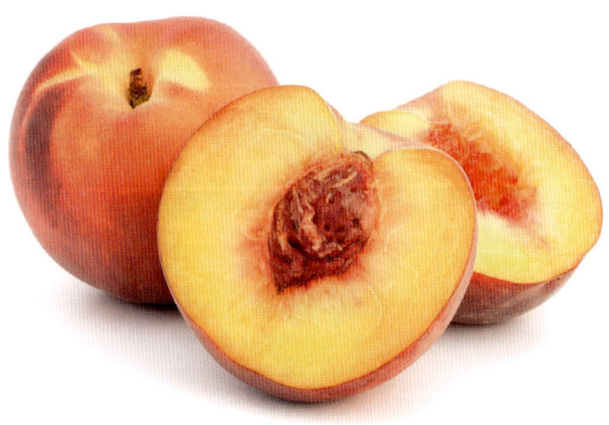

Blaubeeren-Papaya-Rumba

Zutaten

1 Apfel
1 Papaya
1 Banane
100 Gramm Blaubeeren,
  frisch *oder* tiefgefroren
1 Esslöffel Leinsamen, eingeweicht
1 Esslöffel Hanfsamenmus
etwa 200 Milliliter Kräutertee
  oder Wasser

Zubereitung

Den Apfel gründlich waschen, vierteln und das Kerngehäuse herausschneiden. Die Papaya halbieren, die Kerne entfernen und das Fruchtfleisch aus der Schale löffeln. Die Banane schälen und in Stücke schneiden. Alle Zutaten in den Mixer geben, den abgekühlten Kräutertee oder das Wasser darübergießen und das Ganze fein pürieren.

Johannisbeere royal

Zutaten

1 Apfel
1 reife Mango
50 Gramm Schwarze
  Johannisbeeren
100 Gramm Eichblatt-
  oder Kopfsalat
1 Esslöffel Leinsamen, eingeweicht
1 Esslöffel Gerstengraspulver
etwa 200 Milliliter grüner Tee

Zubereitung

Den Apfel gründlich waschen, vierteln und das Kerngehäuse herausschneiden. Mit dem Fruchtfleisch der Mango und den Schwarzen Johannisbeeren in den Mixer füllen. Den Salat waschen und zerkleinern und mit allen weiteren Zutaten ebenfalls in den Mixer geben. Zuletzt den abgekühlten grünen Tee darübergießen und das Ganze pürieren.

Green up your day

Zutaten

1–2 Äpfel
1–2 Birnen
1 Avocado
1 Blattstiel Staudensellerie
1 Fenchelknolle mit Grün
100 Gramm junger Spinat
1 Esslöffel Leinsamen, eingeweicht
1 Spritzer Zitronensaft
etwa 300 Milliliter Wasser

Zubereitung

Äpfel und Birnen gründlich waschen, vierteln und das Kerngehäuse herausschneiden. Den Spinat waschen und abtropfen lassen. Die Avocado halbieren, entkernen und das Fruchtfleisch mit einem Teelöffel aus der Schale heben. Staudensellerie und Fenchel mit Grün waschen. Das Gemüse in Stücke schneiden. Alle Zutaten in den Mixer geben, das Wasser darübergießen und das Ganze pürieren.

Kräuter-Chili-Smoothie

Zutaten

1 Apfel
2 Aprikosen
5 reife Tomaten
2 Blattstiele Staudensellerie
50 Gramm Brennnesselblätter
   (*alternativ* Vogelmiere
   oder Giersch)
50 Gramm Löwenzahnblätter
1 Bund Basilikum
¼–1 Chilischote, ohne Kerne
etwa 250 Milliliter Wasser

Zubereitung

Den Apfel gründlich waschen, vierteln und das Kerngehäuse herausschneiden. Die Aprikosen waschen, halbieren und den Kern entfernen. Die Tomaten waschen und vierteln. Die Kräuter und den Staudensellerie waschen, abtropfen lassen und zerkleinern. Alle Zutaten in den Mixer geben, das Wasser darübergießen und das Ganze fein pürieren.

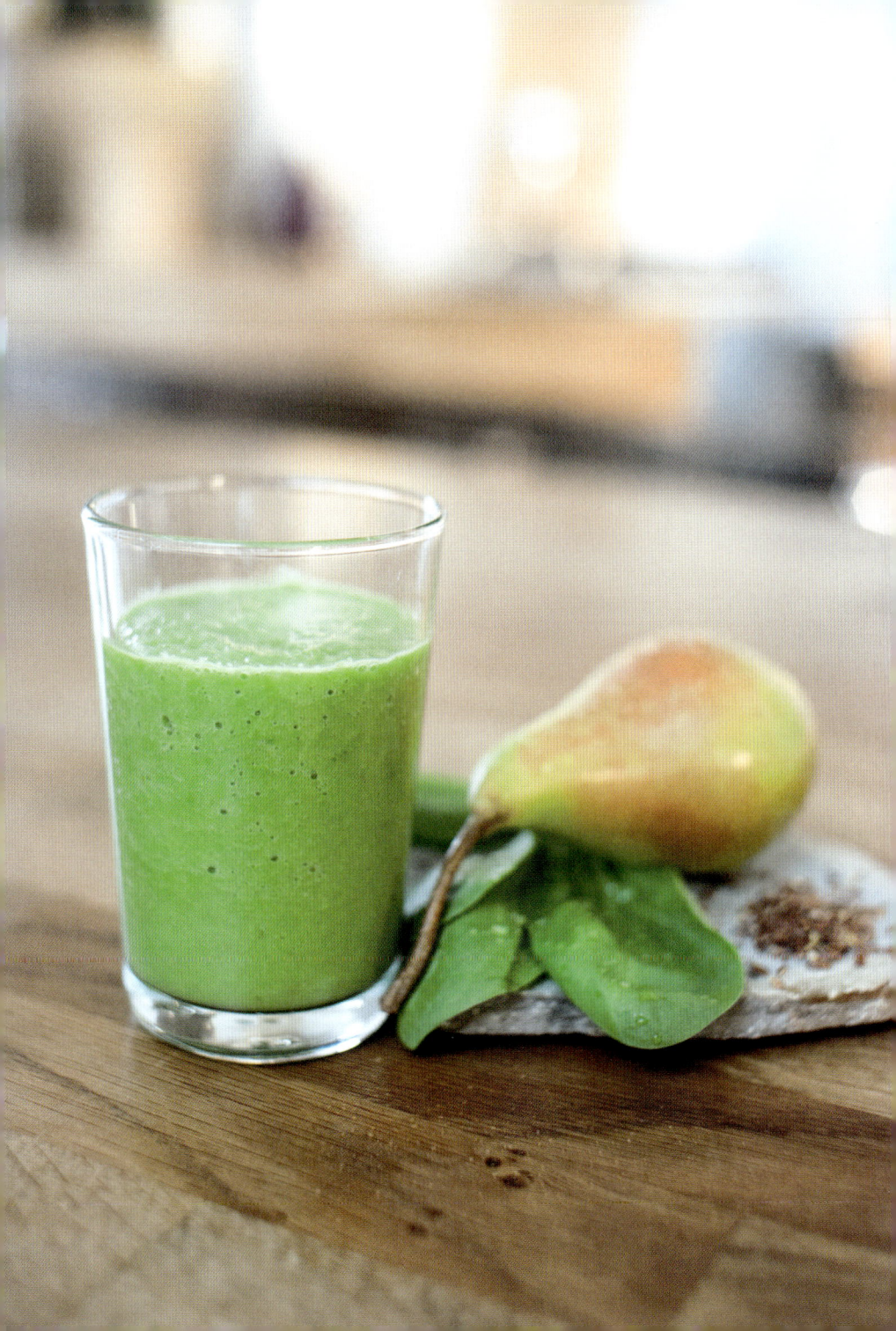

Frischekick mit Kokos

Zutaten

1 Banane
50 Gramm Feldsalat
50 Gramm Römersalat
50 Gramm Spinat
50 Gramm Kokosnussfleisch
etwa 100 Milliliter Kokoswasser

Zubereitung

Die Banane schälen und in Stücke schneiden. Salate und Spinat waschen, abtropfen lassen und zerkleinern. Alle Zutaten in den Mixer geben. Dann das Kokosnussfleisch in Stücken mit dem Kokoswasser hinzufügen. Das Ganze pürieren und wenn möglich sofort trinken.

Quick Energy

Zutaten

1 Avocado
4 Tomaten, mittelgroß
1 rote Paprika
1 Blattstiel Staudensellerie
6 Grünkohlblätter
½ Bund Petersilie
1 Handvoll junge
   Löwenzahnblätter
1 Knoblauchzehe
1 Prise Cayennepfeffer
   (nach Belieben)
etwa 100 Milliliter Brennnesseltee

Zubereitung

Das Gemüse und die Kräuter nach Bedarf putzen, waschen, entkernen, zerkleinern und in den Mixer füllen. Die Avocado halbieren, entkernen und das Fruchtfleisch sowie den Knoblauch und den Cayennepfeffer in den Mixer geben. Zum Schluss den abgekühlten Brennnesseltee darübergießen und alles pürieren.

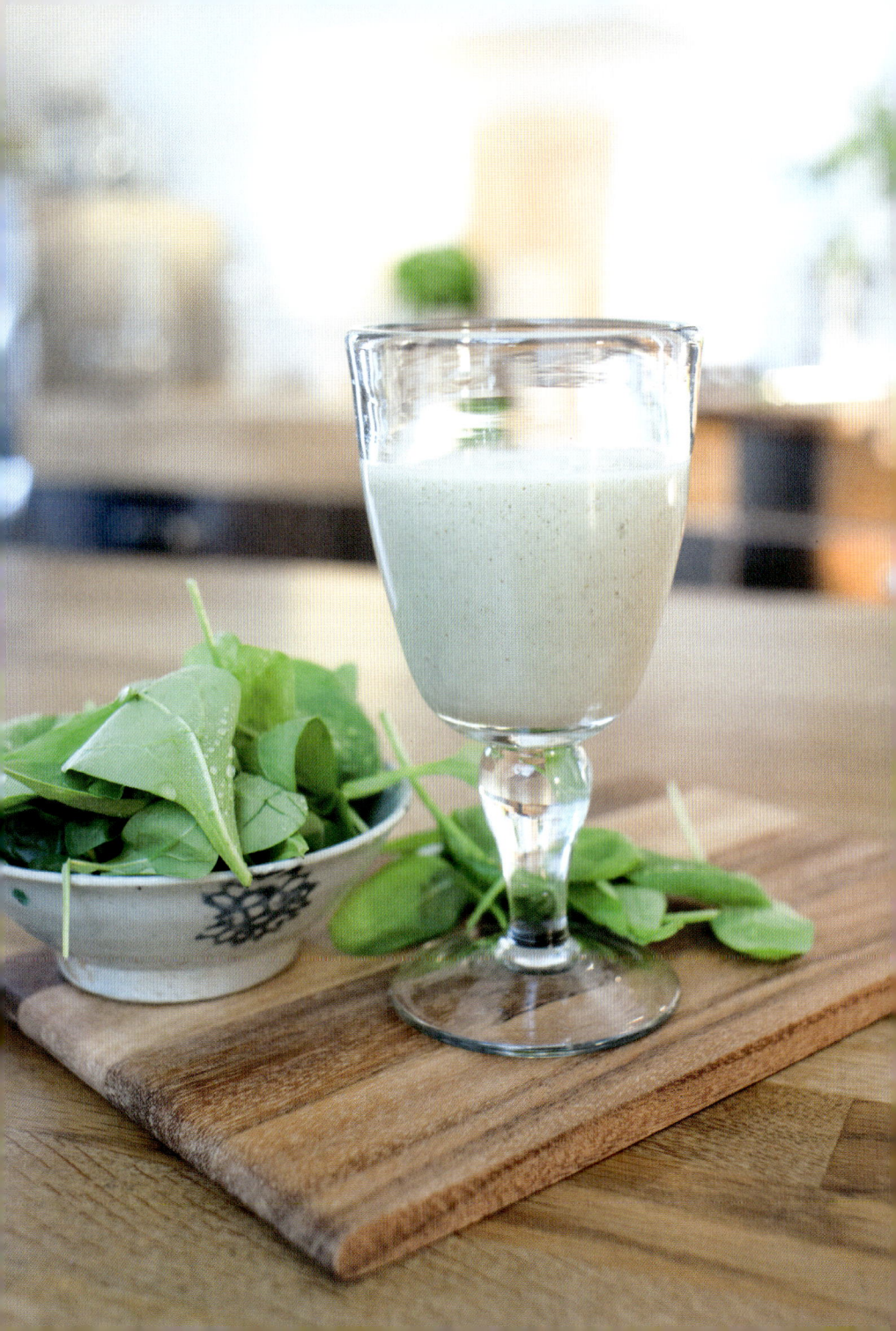

Cinnamon

Zutaten

1 Apfel
1 Birne
1 Banane
1 Kopfsalat
2 Datteln, ohne Kerne
1 Messerspitze Zimt
etwa 200 Milliliter weißer Tee
  oder Wasser

Zubereitung

Apfel und Birne gründlich waschen, vierteln und das Kerngehäuse herausschneiden. Die Banane schälen und zerkleinern. Den Kopfsalat waschen, abtropfen lassen und zerpflücken. Die Zutaten in den Mixer geben. Datteln und Zimt dazugeben, den abgekühlten Tee darübergießen und das Ganze gut pürieren.

Ananas pikant

Zutaten

1 Ananas
1 Banane
3 Mangoldblätter
½ Bund Löwenzahn
2 Blattstiele Staudensellerie
1 kleines Stück Ingwer
1 Messerspitze Currypulver
  zur Dekoration
etwa 150 Milliliter Wasser

Zubereitung

Die Banane schälen und vierteln. Das Fruchtfleisch der Ananas würfeln. Den Staudensellerie und die Mangoldblätter waschen und abtropfen lassen. Alle Zutaten sowie den geschälten Ingwer und das Wasser in den Mixer geben und pürieren.

Den fertigen Smoothie mit etwas Currypulver bestreut in Gläsern servieren.

Tipp Ihren **Smoothie süßen** Sie mit reifen Früchten, einer Banane oder mit Trockenfrüchten. Sie können auch 1 Blatt der Stevia-Pflanze (siehe Seite 57) verwenden.

Omega-3-Smoothie

Zutaten

1 reife Honigmelone

1 Salatgurke

½ Fenchelknolle

½ Kopfsalat

50 Gramm Spinat

50 Gramm Möhrengrün

1 kleines Stück Kurkuma

1 Esslöffel Hanfsamenmus

1 Esslöffel Leinsamen, eingeweicht

etwa 200 Milliliter Kräutertee aus
getrockneten Beerenblättern
oder Wasser

Zubereitung

Die Melone halbieren, die Kerne entfernen und das Fruchtfleisch aus der Schale löffeln. Den Kopfsalat, den Spinat und das Möhrengrün waschen, abtropfen lassen und zerkleinern. Die Salatgurke und die Fenchelknolle waschen und in Stücke schneiden. Alle Zutaten in den Mixer geben, den abgekühlten Kräutertee darübergießen und das Ganze gut pürieren.

Bittersüßer Herbst

Zutaten

1 Apfel

1 Orange

1 Banane

100 Gramm Feldsalat

100 Gramm Chicorée

1 kleines Stück Ingwer

etwa 200 Milliliter Wasser

Zubereitung

Den Apfel gründlich waschen, vierteln und das Kerngehäuse herausschneiden. Die Orange schälen, filetieren und entkernen. Die Banane schälen und in Stücke schneiden. Den Feldsalat waschen und abtropfen lassen. Den Chicorée waschen und etwas zerkleinern. Alle Zutaten in den Mixer geben, das Wasser hinzufügen und das Ganze fein pürieren.

Heidelbeer-Glück

Zutaten

1 Apfel
1 Birne
1 Banane
250 Gramm Heidelbeeren,
  frisch *oder* tiefgefroren
50 Gramm Rotkleeblätter
  und -blüten
50 Gramm Brennnesselblätter
  (*alternativ* Löwenzahn, Giersch,
  Vogelmiere, Spinat, Feldsalat,
  Romanasalat *oder* Kopfsalat)
etwa 150 Milliliter Wasser

Zubereitung

Apfel und Birne gründlich waschen, vierteln und das Kerngehäuse entfernen. Die Banane schälen und in Stücke schneiden. Die Heidelbeeren waschen. Alle Kräuter waschen, abtropfen lassen und zerkleinern. Alle Zutaten in den Mixer füllen, das Wasser hinzugeben und das Ganze gut pürieren.

Apfel-Birne-Zimt-Reigen

Zutaten

2 Äpfel
2 Birnen
1 Banane
1 Avocado
1 Kopfsalat
½ Teelöffel Zimt
etwa 250 Milliliter Wasser

Zubereitung

Äpfel und Birnen gründlich waschen, vierteln, und entkernen. Die Banane schälen und in Stücke schneiden. Die Avocado halbieren, entkernen und das Fruchtfleisch mit einem Teelöffel aus der Schale heben. Den Kopfsalat waschen, abtropfen lassen und zerpflücken. Alle Zutaten in den Mixer geben, das Wasser darübergießen und das Ganze pürieren.

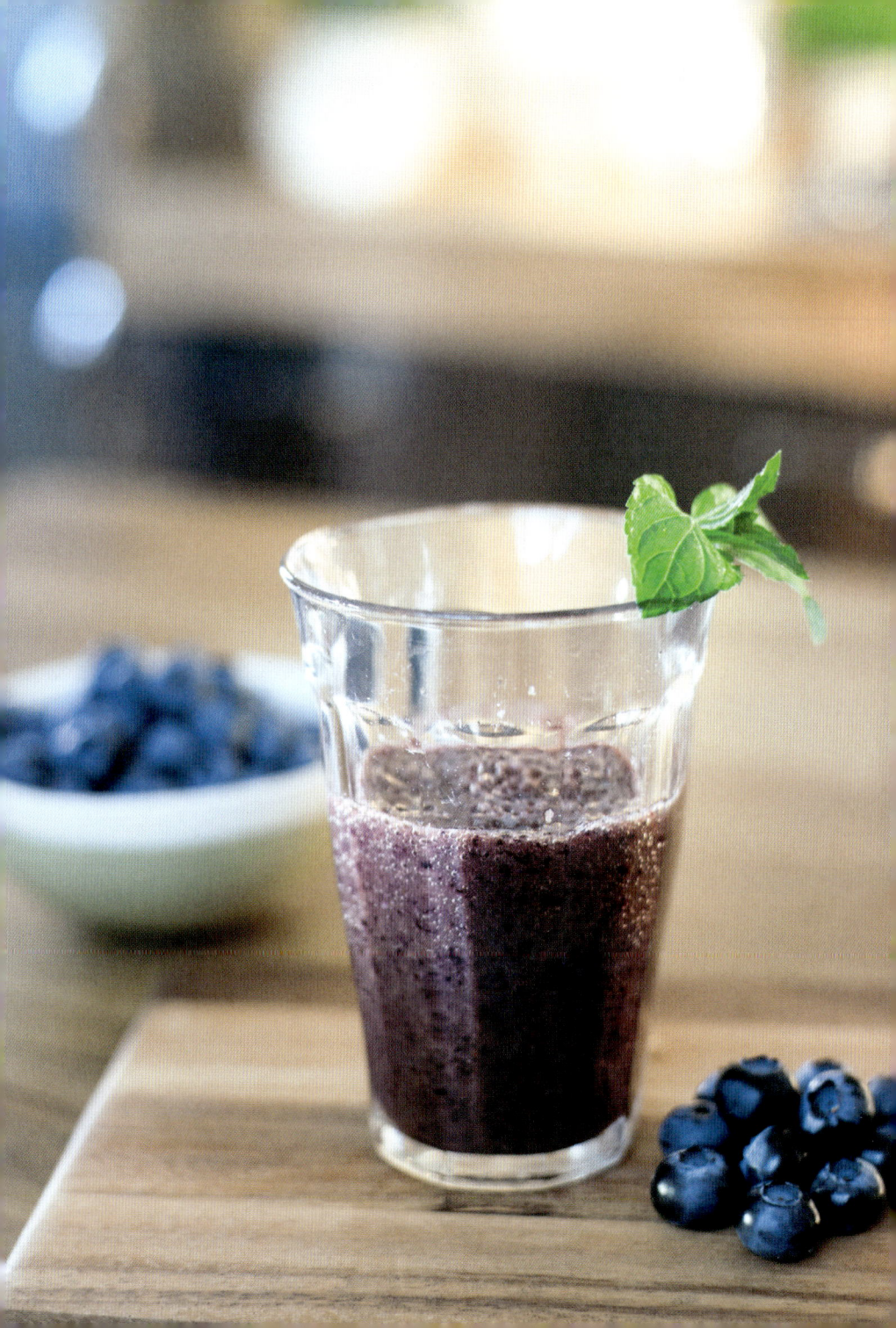

Fresh 'n' light

Zutaten

1 Birne
2 Kiwis
2 Orangen
100 Gramm rote *oder* weiße
  Weintrauben
1 Salatgurke
100 Gramm Portulak
etwa 100 Milliliter Wasser

Zubereitung

Birne gründlich waschen, vierteln und das Kerngehäuse herausschneiden. Die Kiwis schälen und in Stücke schneiden. Weintrauben waschen. Orangen schälen, filetieren und entkernen. Die Salatgurke waschen und in Stücke schneiden. Alle Zutaten in den Mixer geben. Portulak ebenfalls in den Mixer geben, das Wasser darübergießen und das Ganze gut pürieren.

Chili olé

Zutaten

7 Aprikosen
100 Gramm Mischsalat
50 Gramm Brennnesselblätter
  (*alternativ* Löwenzahn, Giersch
  oder Vogelmiere)
3 Stängel Petersilie
1 Esslöffel Leinsamen, eingeweicht
½ Chilischote, ohne Kerne
etwa 200 Milliliter Wasser

Zubereitung

Die Aprikosen waschen, halbieren und den Kern entfernen. Den Salat und die Kräuter waschen, abtropfen lassen und zerkleinern. Alle Zutaten in den Mixer geben, das Wasser darübergießen und alles fein pürieren.

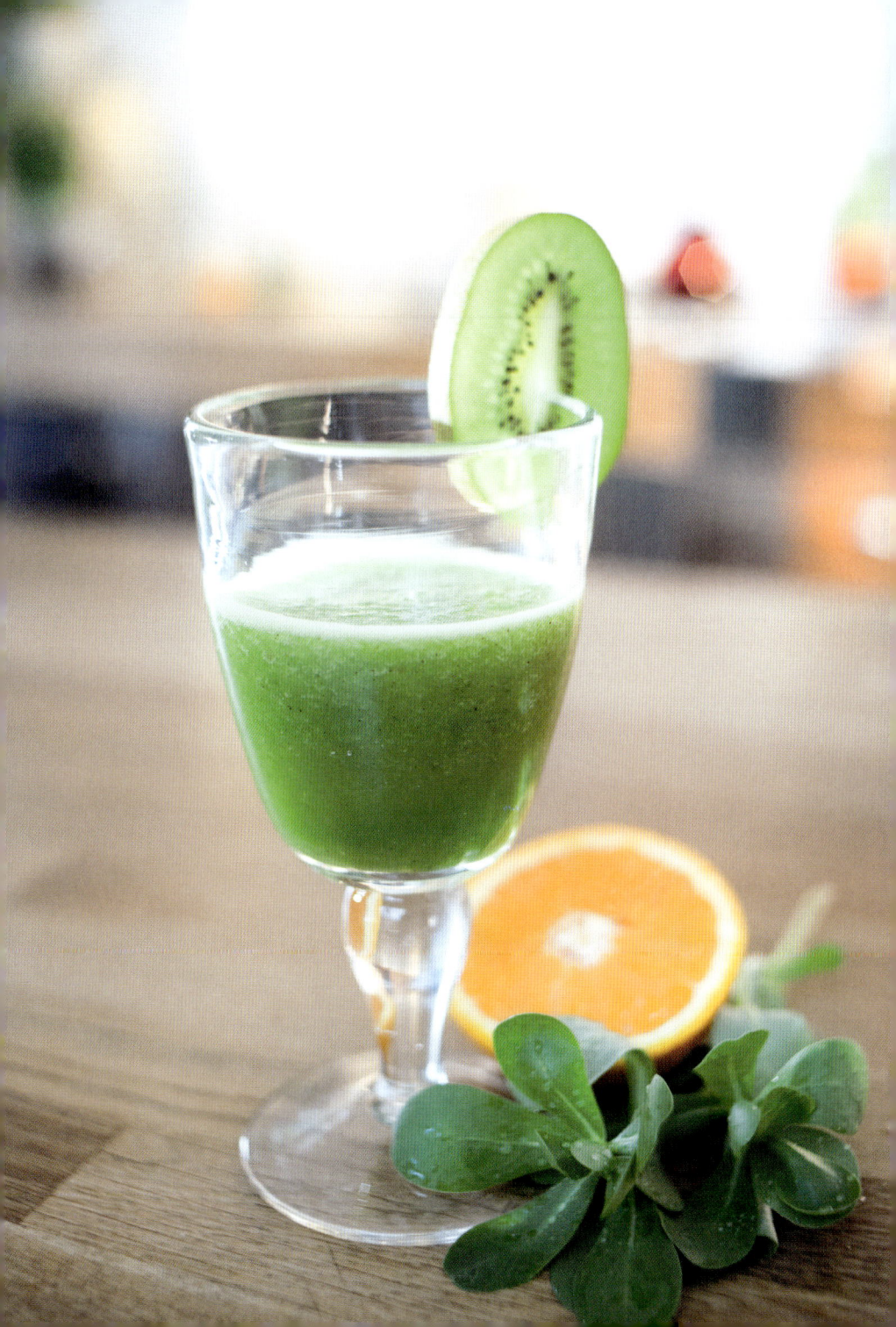

Grüner Muntermacher

Zutaten

1 Birne
1 Pfirsich
1 reife Mango
100 Gramm Römersalat
7 Minzeblätter
1 Esslöffel Weizengraspulver
1 Esslöffel Dinkelgraspulver
¼–1 Teelöffel Matcha
   (nach Belieben)
etwa 150 Milliliter Kräutertee
   oder Wasser

Zubereitung

Den Pfirsich waschen, entkernen, in Stücke schneiden und mit der gewaschenen, entkernten und zerkleinerten Birne sowie dem Mangofleisch in den Mixer geben. Den Römersalat waschen, abtropfen lassen und zerpflücken. Den Salat, die gewaschenen Minzeblätter, das Weizen- und das Dinkelgraspulver sowie das Matchapulver hinzufügen. Den abgekühlten Kräutertee darübergießen und alles gut pürieren.

Take it easy

Zutaten

1 Banane
1 kleiner Kopfsalat
1 Handvoll Brennnesselblätter
   (*alternativ* Löwenzahn, Giersch,
   Vogelmiere *oder* Spinat)
½ Bund Petersilie
1 kleines Stück Ingwer
etwa 150 Milliliter Kräuter-
   Schlaftee

Zubereitung

Banane schälen und in Stücke schneiden. Den Kopfsalat waschen, abtropfen lassen und zerpflücken. Ebenso die Brennnesselblätter sowie die Petersilie. Dann alle Zutaten mit dem geschälten Stück Ingwer in den Mixer geben, den erkalteten Kräuter-Schlaftee darübergießen und das Ganze pürieren.

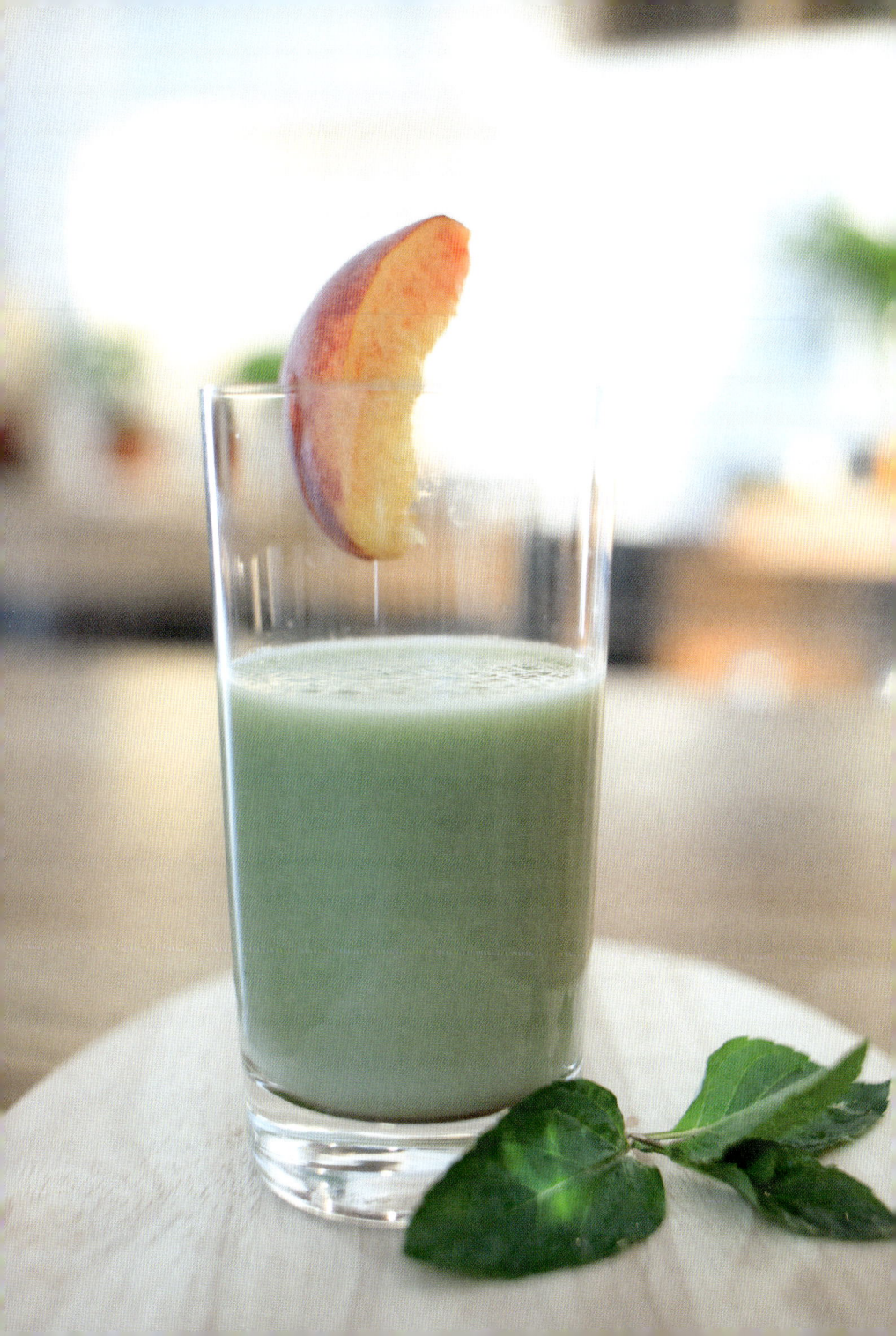

Gruß aus dem Garten

Zutaten

1 Avocado
1 Zucchini
1 Salatgurke
1 Kopf Römersalat
1 kleine rote Zwiebel
1 kleines Stück Kurkuma
1 kleines Stück Ingwer
1 Knoblauchzehe
etwa 100 Milliliter Kräutertee

Zubereitung

Den Römersalat waschen, abtropfen lassen und zerkleinern. Salatgurke waschen, dann die Zucchini und die Zwiebel schälen und alles in Stücke schneiden. Ingwer- und Kurkumastück entweder gründlich säubern oder schälen. Die Avocado entkernen und das Fruchtfleisch mit allen anderen Zutaten in den Mixer geben. Mit abgekühltem Kräutertee übergießen und alles gut pürieren.

Sommerfest

Zutaten

2 Äpfel
2 Birnen
2 Orangen
1 Banane
1 Kopf Römersalat
50 Gramm frisches Weizengras
  oder 1 Esslöffel Weizengraspulver
etwa 150 Milliliter Wasser

Zubereitung

Die Äpfel und Birnen gründlich waschen, vierteln und das Kerngehäuse herausschneiden. Die Orangen schälen, entkernen und filetieren. Die Banane schälen und in Stücke schneiden. Den Römersalat waschen, abtropfen lassen und zerkleinern. Alle Zutaten in den Mixer geben, das Wasser darübergießen und gut pürieren.

Querbeet

Zutaten

1 Avocado
2 Blattstiele Staudensellerie
2 Salatgurken
½ Bund Petersilie
½ Bund Dill
1 Prise Cayennepfeffer
1 Prise Currypulver
etwa 150 Milliliter Ingwertee

Zubereitung des Ingwertees

Das Wasser in einem Topf zum Kochen bringen. Ein Ingwerstück schälen und 5 bis 10 dünne Scheiben davon abschneiden – je nachdem, ob Sie Ihren Ingwertee lieber mild oder intensiv im Geschmack bevorzugen. Die Ingwerscheiben in das kochende Wasser geben und mindestens 10 bis 20 Minuten lang ziehen lassen.

Zubereitung des Smoothies

Die Avocado halbieren, den Kern entfernen, das Fruchtfleisch mit einem Teelöffel aus der Schale heben und in den Mixer geben. Die gewaschenen Salatgurken und den gewaschenen Staudensellerie großzügig in Stücke schneiden und dazugeben. Die Kräuter waschen, abtropfen lassen und zerkleinern. Kräuter, Gewürze und Ingwertee ebenfalls in den Mixer geben und alles gut pürieren.

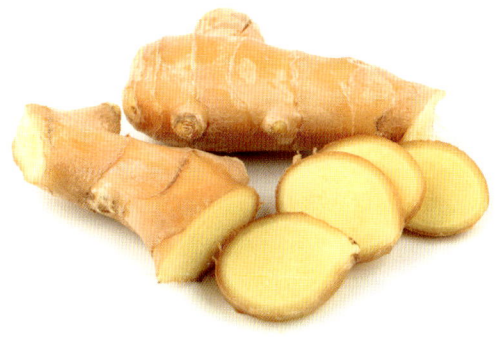

Avocado-Zitronen-Smoothie

Zutaten

1 Apfel
1 Birne
1 Banane
1 Avocado
1 Bund Petersilie
2 Datteln, ohne Kerne
60 Milliliter Zitronensaft,
   frisch gepresst
etwa 200 Milliliter Wasser

Zubereitung

Apfel und Birne gründlich waschen, vierteln und das Kerngehäuse herausschneiden. Die Banane schälen und in Stücke schneiden. Die Avocado halbieren, den Kern entfernen und das Fruchtfleisch mit einem Teelöffel aus der Schale heben. Die Petersilie waschen, abtropfen lassen und zerkleinern. Alle Zutaten in den Mixer geben, das Wasser und den Zitronensaft darübergießen und das Ganze gut pürieren.

Brain Booster

Zutaten

2 Pfirsiche
1 Banane
200 Gramm gemischte Beeren,
   frisch *oder* tiefgefroren
1 Kopf Römersalat
50 Gramm Rucola
50 Gramm Brennnesselblätter
   (*alternativ* Löwenzahn, Giersch
   oder Vogelmiere)
etwa 250 Milliliter Wasser

Zubereitung

Die Pfirsiche waschen, den Kern entfernen und vierteln. Die Banane schälen und in Stücke schneiden. Die Beeren waschen. Den Salat, den Rucola und die Kräuter waschen, abtropfen lassen und zerkleinern. Alle Zutaten in den Mixer geben, das Wasser darübergießen und das Ganze gut pürieren.

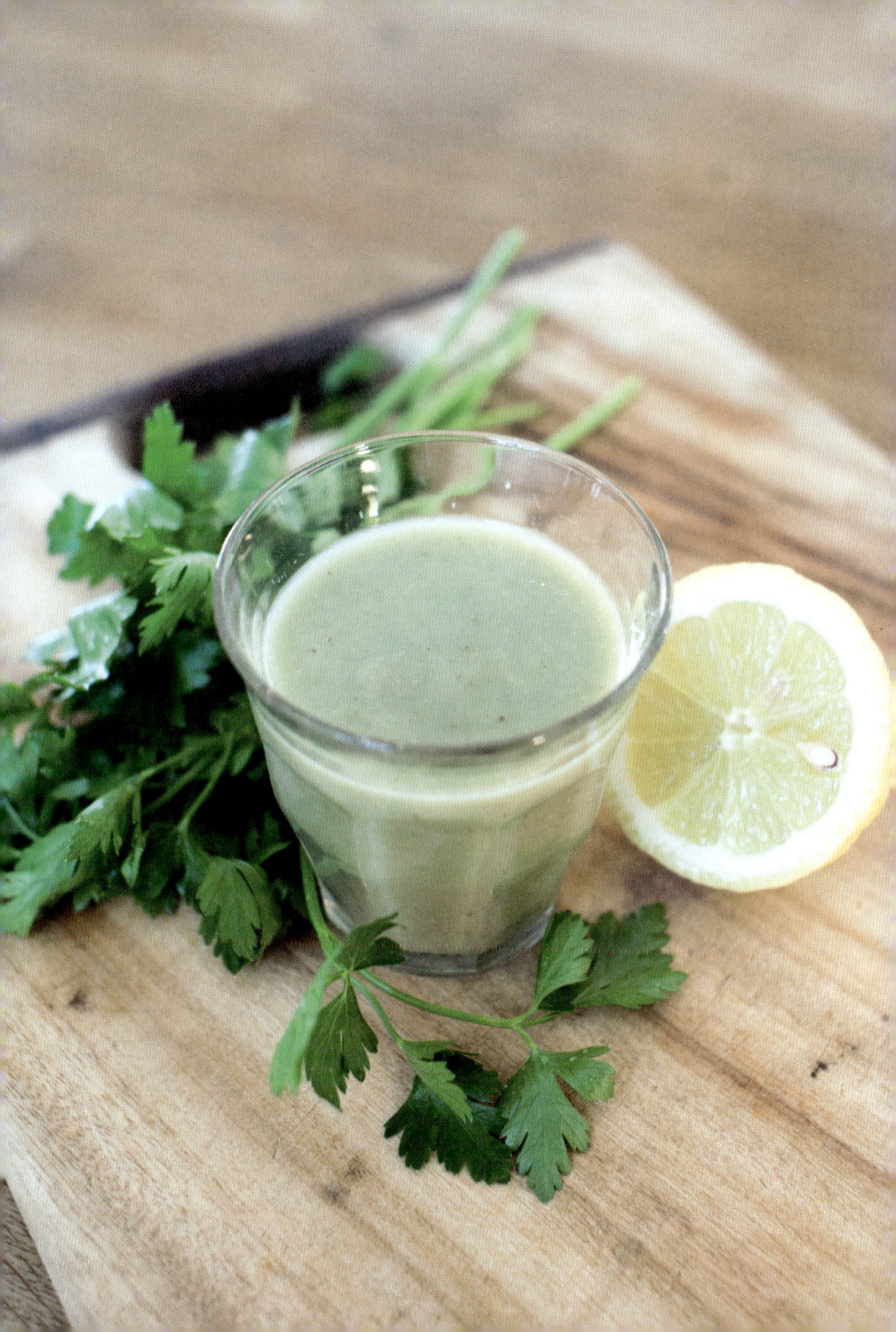

Beerenstark

Zutaten

1 Apfel
1 Birne
1 Avocado
100 Gramm gemischte Beeren,
  frisch *oder* tiefgefroren
50 Gramm Grünkohl
1 Teelöffel Hagebuttenpulver
etwa 150 Milliliter grüner Tee

Zubereitung

Apfel und Birne gründlich waschen, vierteln und das Kerngehäuse herausschneiden. Den Grünkohl waschen, abtropfen lassen und anschließend zerkleinern. Die Avocado halbieren, den Kern entfernen und das Fruchtfleisch zusammen mit dem Obst in den Mixer geben. Die frischen oder aufgetauten Beeren und den Grünkohl hinzufügen. Das Hagebuttenpulver darüberstreuen, das Ganze mit abgekühltem grünem Tee übergießen und pürieren.

Bärlauch-Smoothie

Zutaten

1 Fenchelknolle
1 Salatgurke
1 Kopfsalat
50 Gramm frische Bärlauchblätter
  (nur selbst ernten, wenn Sie die
  Pflanze eindeutig erkennen)
½ Bund Petersilie
½–1 Zitrone
etwa 200 Milliliter Wasser

Zubereitung

Den Fenchel waschen und in Stücke schneiden. Die Salatgurke waschen und in dicke Scheiben schneiden. Den Salat und die Kräuter waschen, abtropfen lassen und zerkleinern. Die Zitrone schälen und filetieren. Alle Zutaten in den Mixer geben, das Wasser hinzufügen und das Ganze pürieren.

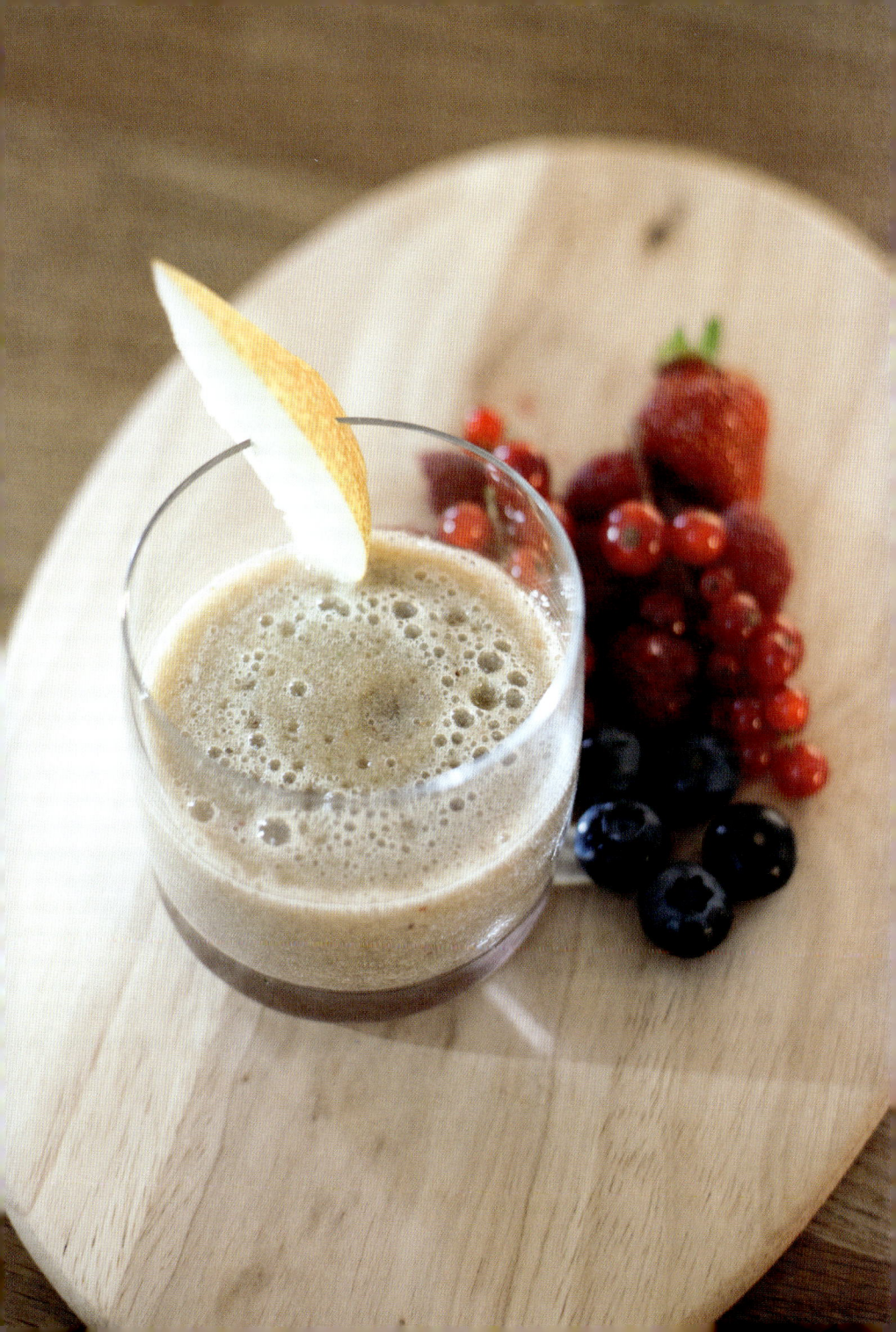

Einmal um die Welt

Zutaten

1 Mango
1 Papaya
1 Maracuja
1 Banane
50 Gramm Pflaumen
2 Feigen
2 Esslöffel Sanddornsaft
  (nach Belieben)
1 Kopf Römersalat
50 Gramm Chicorée
etwa 200 Milliliter Brennnesseltee
  (aus getrockneten *oder* aus
  frischen Brennnesseln)
  oder Wasser

Zubereitung

Die Mango halbieren, entkernen und das Fruchtfleisch in Stücke schneiden. Die Papaya halbieren, die Kerne entfernen und das Fruchtfleisch aus der Schale löffeln. Die Maracuja halbieren und das Fruchtfleisch aus der Schale löffeln. Die Banane schälen und in Stücke schneiden. Die Pflaumen halbieren und die Kerne entfernen. Die Feigen halbieren. Den Salat und den Chicorée waschen, abtropfen lassen und zerkleinern. Alle Zutaten in den Mixer geben, den abgekühlten Tee darübergießen und das Ganze pürieren.

Sommertag

Zutaten

1 Honigmelone
1 Mango
1 kleine Ananas
1 Orange
1 Spritzer Zitronensaft
etwa 100 Milliliter Wasser
  (nach Bedarf)

Zubereitung

Alle Früchte waschen, gegebenenfalls schälen, entkernen beziehungsweise die harten Teile entfernen. Alle Zutaten in den Mixer geben, das Wasser darübergießen und das Ganze fein pürieren.

Coconut Island

Zutaten

1–2 Bananen
1 Avocado
100 Gramm Beeren,
   frisch *oder* tiefgefroren
100 Gramm Babyspinat
50 Gramm Kokosnussfleisch
3 Esslöffel Leinsamen, eingeweicht
etwa 150 Milliliter Kokosnuss-
   milch *oder* frisches Kokoswasser
   von 1 Kokosnuss

Zubereitung

Die Bananen schälen und in Stücke schneiden. Die Avocado halbieren, den Kern entfernen und das Fruchtfleisch mit einem Teelöffel aus der Schale heben. Den Spinat waschen und abtropfen lassen. Alle Zutaten in den Mixer geben, Kokosmilch oder Kokoswasser darübergießen und das Ganze pürieren.

Inselglück

Zutaten

1 Honigmelone
1 Orange
1 Banane
100 Gramm Himbeeren,
   frisch *oder* tiefgefroren
1 Kopf Römersalat
2 Datteln, ohne Kerne
etwa 250 Milliliter Wasser

Zubereitung

Die Honigmelone waschen und entkernen, dann in Stücke schneiden. Die Orange schälen, filetieren und nach Bedarf entkernen. Dann die Banane schälen und in Stücke schneiden. Den Salat und die Beeren waschen. Alle Zutaten in den Mixer geben, das Wasser darübergießen und das Ganze pürieren.

Waldspaziergang

Zutaten

1 Apfel
1 Birne
1 Banane
300 Gramm Heidelbeeren
300 Gramm Brombeeren
etwa 500 Milliliter Wasser

Zubereitung

Apfel und Birne gründlich waschen, vierteln und das Kerngehäuse herausschneiden. Die Beeren waschen. Die Banane schälen und vierteln. Falls die Beeren im Wald gepflückt worden sind, diese nach dem Waschen noch etwa 5 Minuten in eine Schüssel mit Salzwasser legen, um Ablagerungen von Kleintieren zu entfernen. Danach die Beeren in ein Sieb geben und gründlich abspülen. Alle Zutaten in den Mixer füllen und pürieren.

Picknick im Schwarzwald

Zutaten

1 Apfel
1 Birne
250 Gramm Waldbeeren
1 Kopf Römersalat
2 Esslöffel Leinsamen, eingeweicht
etwa 150 Milliliter Wasser

Zubereitung

Apfel und Birne gründlich waschen, vierteln und das Kerngehäuse herausschneiden. Ebenso Römersalat und Beeren waschen und abtropfen lassen. Mit Leinsamen und Wasser in den Mixer geben und gut pürieren.

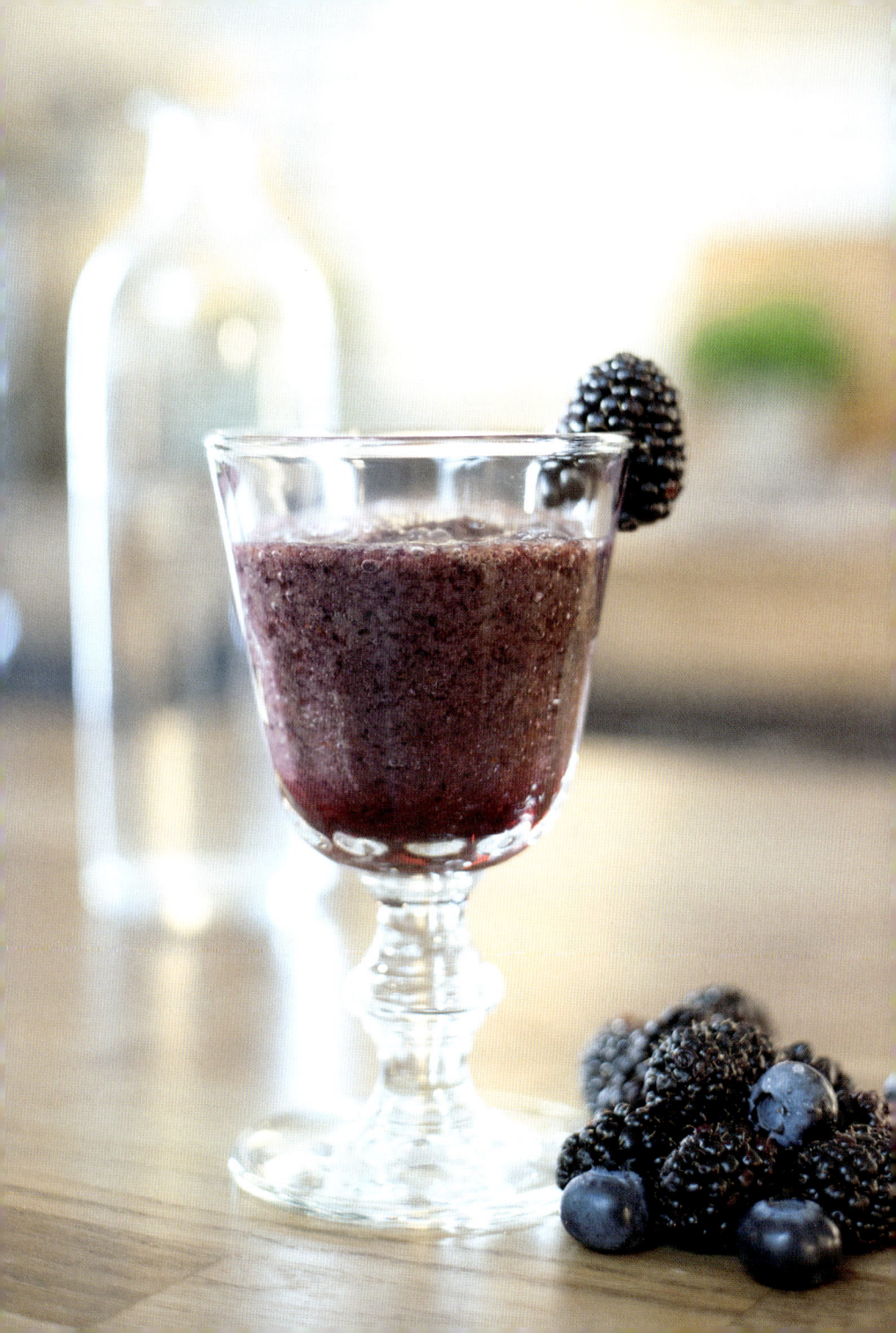

Ein Hauch Exotik

Zutaten

2 Pfirsiche
1 Mango
1 Banane
½ Kopfsalat
1 Bund Wildkräuter
50 Gramm Kokosnussfleisch
etwa 200 Milliliter Kokoswasser
Kakaopulver zur Dekoration

Zubereitung

Die Pfirsiche waschen und entkernen. Die Mango und die Banane schälen und das Fruchtfleisch in Stücke schneiden. Kräuter und Kopfsalat waschen, abtropfen lassen und zerkleinern. Alle Zutaten zusammen mit dem Kokosnussfleisch, den Wildkräutern in den Mixer geben, das Kokoswasser darübergießen und alles fein pürieren.

Den fertigen Smoothie in schöne Gläser füllen und mit etwas Kakaopulver bestreut servieren.

Paprika-Brennnessel-Smoothie

Zutaten

2 mittelgroße Orangen
3 gelbe Paprika
1 Blattstiel Staudensellerie
3 Mangoldblätter
1 Handvoll junge
   Brennnesselblätter
etwa 200 Milliliter Wasser

Zubereitung

Die Orangen schälen, filetieren, entkernen und in den Mixer geben. Die Paprika waschen, entkernen und in Stücke schneiden. Staudensellerie, Mangold und die Brennnesselblätter waschen, abtropfen lassen und zerkleinern. Alle Zutaten in den Mixer füllen, das Wasser darübergießen und das Ganze pürieren.

Der rosarote Panther

Zutaten

1 Apfel

1 Birne

1 rote Wassermelone, entkernt

1 Rote Bete

ein paar Spritzer Zitronensaft

2 Stängel Dill (nach Belieben)

1 Granatapfel *oder* ½ Teelöffel
   Granatapfelsirup (ungesüßt)

etwa 150 Milliliter Wasser

Erdbeeren zur Dekoration

Zubereitung

Apfel, Birne und Wassermelone waschen,
entkernen und in Stücke schneiden. Rote Bete
waschen und würfeln. Dann den Granatapfel
halbieren und die „Kerne" vorsichtig mit der
Hand oder einem Löffel herauslösen. Alle
Zutaten in den Mixer geben, dann das Wasser,
den gewaschenen Dill und den Zitronensaft
dazugeben und das Ganze gut pürieren.

Schön anrichten und mit Erdbeeren
dekorieren.

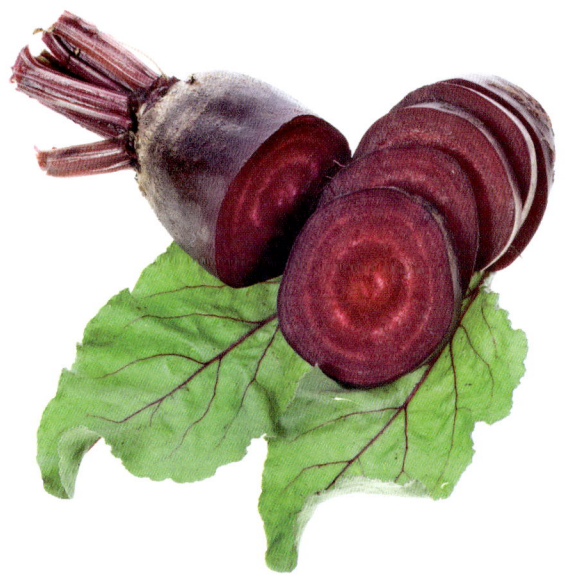

Himbeer-Fantasie

Zutaten

1 Apfel
1 Birne
1 Mango
1 Banane
100 Gramm Himbeeren,
  frisch *oder* tiefgefroren
50 Gramm Spinat
1 Teelöffel Hagebuttenpulver
etwa 200 Milliliter Hagebuttentee
  oder Wasser

Zubereitung

Apfel und Birne gründlich waschen, vierteln und das Kerngehäuse herausschneiden. Die Banane schälen und in Scheiben schneiden. Apfel, Birne, Banane und Mangofleisch in den Mixer geben. Den Spinat waschen, putzen und zerkleinern. Die frischen oder aufgetauten Himbeeren ebenfalls in den Mixer geben und den Spinat obenauf legen. Das Hagebuttenpulver darüberstreuen. Den abgekühlten Hagebuttentee darübergießen und das Ganze gut pürieren.

Morgenfrische

Zutaten

2 Äpfel
3 Kiwis
1 Papaya
1 Mango
1 Banane
½ Kopfsalat
etwa 150 Milliliter Wasser

Zubereitung

Die Äpfel gründlich waschen, vierteln und entkernen. Das Fruchtfleisch von Äpfeln, Banane, Kiwis, Papaya und Mango in den Mixer füllen. Den Kopfsalat waschen, abtropfen lassen, zerkleinern und mit dem Wasser in den Mixer geben. Alles fein pürieren.

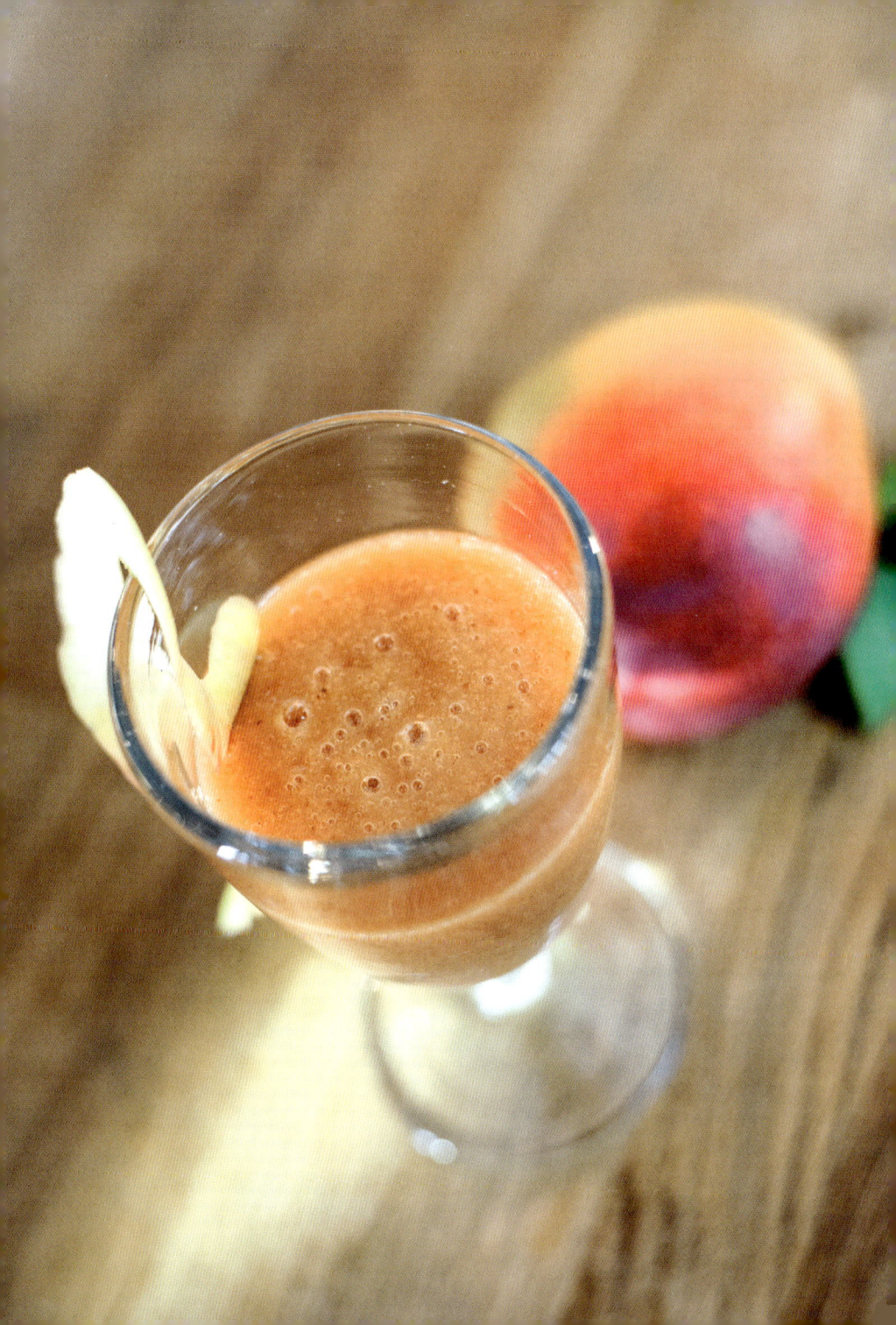

Frühlingserwachen

Zutaten

1–2 Äpfel
1 Birne
1 Banane
100 Gramm Löwenzahnblätter
5–10 Gänseblümchen
10 Gramm Schafgarbe
(nach Belieben und auch nur,
wenn Sie die Pflanze eindeutig
erkennen)
etwa 250 Milliliter Wasser

Zubereitung

Äpfel und Birne gründlich waschen, vierteln und das Kerngehäuse herausschneiden. Die Banane schälen und in Stücke schneiden. Die Kräuter waschen, abtropfen lassen und zerkleinern. Alle Zutaten in den Mixer geben, das Wasser darübergießen und das Ganze pürieren.

Mediterraner Smoothie

Zutaten

1 Avocado
1 Blattstiel Staudensellerie
1 Paprika
1 Salatgurke
1 Kopfsalat
50 Gramm junger Spinat
1 Knoblauchzehe
¼ Bund Basilikum
¼ Bund Petersilie
1 Prise Thymian
1 Prise Oregano
1 Prise Cayennepfeffer
etwa 200 Milliliter Wasser

Zubereitung

Die Avocado halbieren, den Kern herausnehmen und das Fruchtfleisch mit einem Teelöffel aus der Schale heben. Die Paprika halbieren, entkernen und in Stücke schneiden. Die Salatgurke waschen und großzügig in Stücke schneiden, ebenso den gewaschenen Staudensellerie. Kopfsalat, Spinat sowie die frischen Kräuter waschen, abtropfen lassen und zerkleinern. Alle Zutaten in den Mixer geben, das Wasser darübergießen und das Ganze fein pürieren.

Sie können die Smoothie-Gläser mit 3 bis 4 Basilikumblättern dekorieren.

Trockenpflaumen-Cha-Cha-Cha

Zutaten

1 Apfel

1 Birne

1 Orange

1 Banane

1 Avocado

4 Trockenpflaumen, ohne Stein
  (über Nacht eingeweicht)

3 Stängel Petersilie

2 Handvoll Kopfsalatblätter

1 Messerspitze Muskatnuss

1 Messerspitze Zimt

etwa 200 Milliliter Kräutertee

Zubereitung

Die Trockenpflaumen über Nacht in Wasser
einweichen. Apfel und Birne gründlich waschen, vierteln und das Kerngehäuse herausschneiden. Die Orange schälen, filetieren und
entkernen. Die Banane schälen und in große
Stücke schneiden. Die Avocado halbieren,
den Kern entfernen und das Fruchtfleisch
mit einem Teelöffel aus der Schale heben.
Salat und Petersilie waschen, abtropfen lassen
und zerkleinern. Das Avocado-Fruchtfleisch
zusammen mit den anderen Zutaten sowie
den Gewürzen in den Mixer geben, den abgekühlten Tee darübergießen und das Ganze
pürieren.

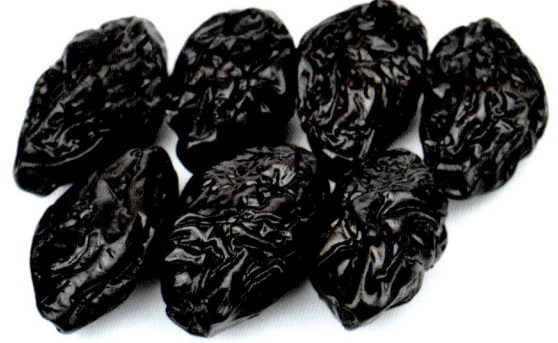

Kräuter-Symphonie

Zutaten

1 Birne
1 Banane
100 Gramm Weintrauben ohne
  Kerne
1 Handvoll frische Löwenzahn-
  und Brennnesselblätter
1 Bund Salatkräuter
etwa 150 Milliliter Ingwertee
  oder Wasser

Zubereitung des Ingwertees

Das Wasser in einem Topf zum Kochen bringen. Ein Ingwerstück schälen und 5 bis 10 dünne Scheiben davon abschneiden – je nachdem, ob Sie Ihren Ingwertee lieber mild oder intensiv im Geschmack bevorzugen. Die Ingwerscheiben in das kochende Wasser geben und mindestens 10 bis 20 Minuten lang ziehen lassen.

Zubereitung des Smoothies

Die Birne gründlich waschen, vierteln und das Kerngehäuse herausschneiden. Ebenso die Weintrauben waschen und von den Stielen zupfen. Die Banane schälen und in Stücke schneiden. Die Kräuter waschen, abtropfen lassen und zerkleinern. Alle Zutaten mit dem abgekühlten Ingwertee oder Wasser in den Mixer geben, pürieren, in schöne Gläser gießen und servieren.

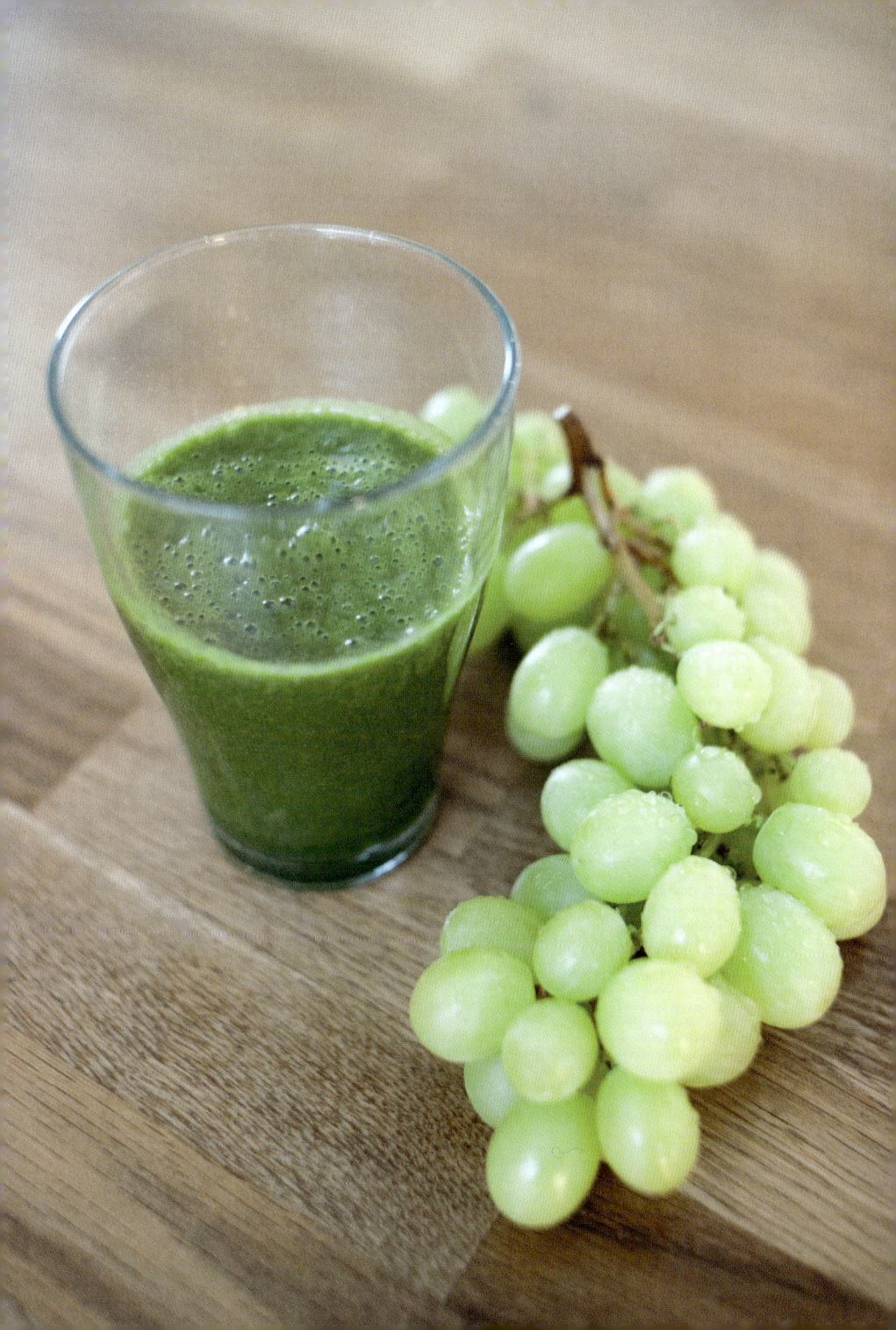

Möhre trifft auf Gurke

Zutaten

1 Apfel
1 Avocado
200 Gramm Möhren mit Grün
1 Salatgurke
50 Gramm Erbsen,
   frisch *oder* tiefgefroren
¼ Bund Petersilie
¼ Bund Dill (nach Belieben)
½ Teelöffel Olivenöl, kalt gepresst
frisch gemahlener Pfeffer
etwa 200 Milliliter Wasser

Zubereitung

Den Apfel gründlich waschen, vierteln und das Kerngehäuse entfernen. Die Avocado halbieren, den Kern entfernen und das Fruchtfleisch mit einem Teelöffel aus der Schale heben. Die Möhren putzen und mit Grün in Stücke schneiden. Die Salatgurke waschen und ebenfalls in Stücke schneiden. Die Kräuter waschen, abtropfen lassen und zerkleinern. Alle Zutaten in den Mixer geben, das Wasser darübergießen und das Ganze fein pürieren.

Rote-Bete-Smoothie

Zutaten

200 Gramm Möhren
1 Rote Bete, klein
1 Blattstiel Staudensellerie
1 Bund Petersilie
1 Prise Cayennepfeffer
1 Prise Meersalz
etwa 200 Milliliter Wasser

Zubereitung

Rote Bete und Möhren putzen und in Stücke schneiden. Den Staudensellerie und die Petersilie waschen und zerkleinern. Alle Zutaten in den Mixer geben, das Wasser darübergießen und das Ganze pürieren.

Fenchel-Smoothie

Zutaten

1 Avocado

1 Fenchelknolle mit Grün

2 Blattstiele Staudensellerie

1 Kopfsalat

½ Bund Petersilie

½ Bund Schnittlauch

1 kleines Stück Kurkuma

1 Knoblauchzehe

1 Prise Curry

1 Prise schwarzer Pfeffer

etwa 200 Milliliter Wasser

Zubereitung

Die Avocado halbieren, den Kern entfernen und das Fruchtfleisch mit einem Teelöffel aus der Schale heben. Den Fenchel waschen und mit Grün in Stücke schneiden. Den Staudensellerie ebenfalls waschen und zerkleinern. Den Salat und die Kräuter waschen, abtropfen lassen und zerkleinern. Alle Zutaten in den Mixer geben, das Wasser darübergießen und das Ganze pürieren.

Tipp Der Fenchel-Smoothie kann auch als Suppe warm serviert werden. Zur Dekoration einen kleinen Teil des Schnittlauchs klein schneiden und auf den Tellerrand streuen.

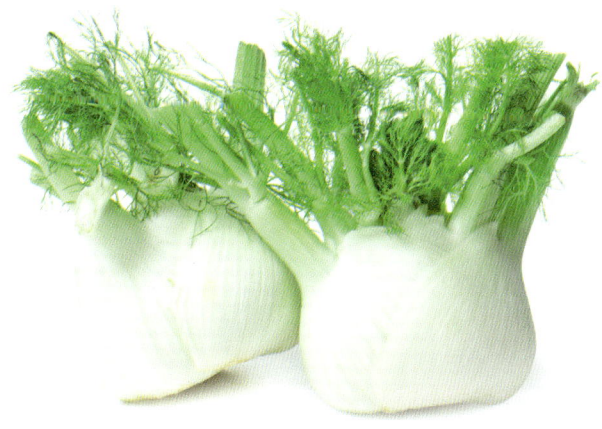

Chill-out

Zutaten

1 Banane
1 kleiner Kopfsalat
2 Datteln, ohne Kerne
1 Esslöffel Sonnenblumenkerne
1 Esslöffel Sesam
1 Esslöffel Leinsamen
1 Esslöffel Hanfsamenmus
etwa 150 Milliliter Kräuter-
   Schlaftee

Zubereitung

Datteln, Sonnenblumenkerne, Sesam und Leinsamen mehrere Stunden einweichen. Die Banane schälen und vierteln. Den Salat waschen, abtropfen lassen und zerpflücken. Alle Zutaten in den Mixer geben, den erkalteten Kräuter-Schlaftee darübergießen und das Ganze pürieren.

Gazpacho-Smoothie

Zutaten

1 Rote Bete, klein
3 Tomaten, mittelgroß
1 Avocado
1 Salatgurke
1 Bund Petersilie
½ Bund Basilikum
1 Knoblauchzehe
1 Spritzer Zitronensaft
½ Teelöffel Leinöl, kalt gepresst
1 Messerspitze Cayennepfeffer
etwa 400 Milliliter Wasser

Zubereitung

Die rohe Rote Bete schälen und vierteln. Die Salatgurke waschen und in Stücke schneiden. Die Avocado halbieren, den Kern entfernen und das Fruchtfleisch mit einem Teelöffel aus der Schale heben. Die Tomaten gründlich waschen und vierteln. Die Kräuter waschen und zerkleinern. Alle Zutaten in den Mixer geben, das Wasser darübergießen und alles gut pürieren.

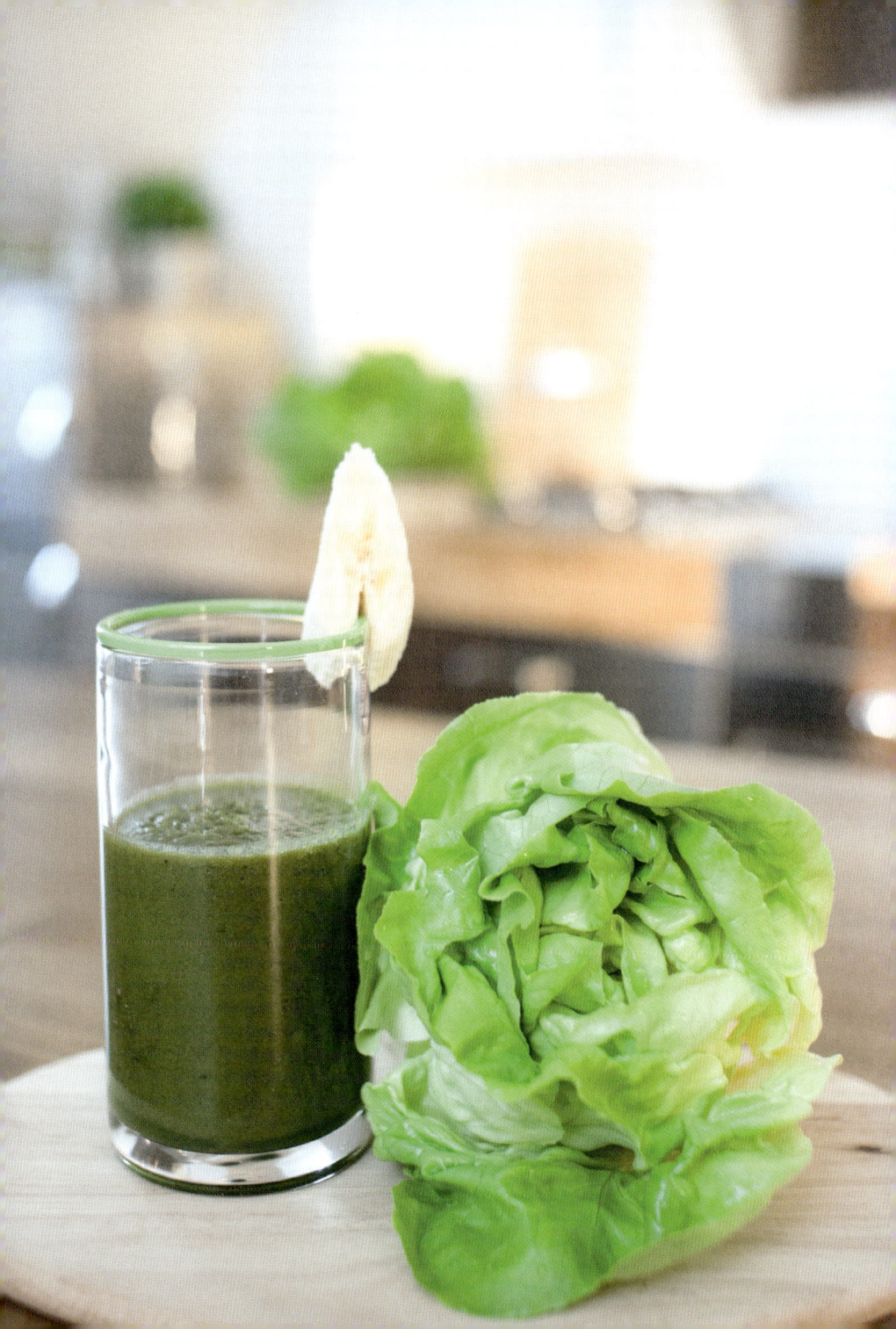

Desserts & Puddings

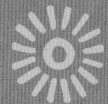

Strawberry Cream

Zutaten

3 Bananen
150 Milliliter Orangensaft
200 Gramm Erdbeeren,
  frisch *oder* **tiefgefroren**
Erdbeeren zur Dekoration

Zubereitung

Falls Sie tiefgefrorene Erdbeeren verwenden, lassen Sie diese vorab auftauen. Die Bananen schälen und in Stücke schneiden. Alle Zutaten in den Mixer geben und pürieren.

Eine halbe Erdbeere auf den Rand des Glases setzen.

Avocado-Ananas-Zauber

Zutaten

1 Babyananas
1 Avocado
100 Gramm Giersch
  (*oder* **grüner Salat**)
Giersch- *oder* **Minzeblätter**
  zur Dekoration

Zubereitung

Gierschblätter (oder Salat) waschen und mit der geschälten und zerkleinerten Ananas und dem Fruchtfleisch der Avocado in den Mixer geben. Alles fein pürieren.

Das Dessert in schönen Gläsern anrichten. Ein Giersch- oder ein Minzeblatt auf die Rand der Schale setzen.

Tipp Stellen Sie Ihr Lieblingsdessert doch einfach ins Tiefkühlfach. Im Handumdrehen haben Sie ein sehr gesundes, leckeres Eis.

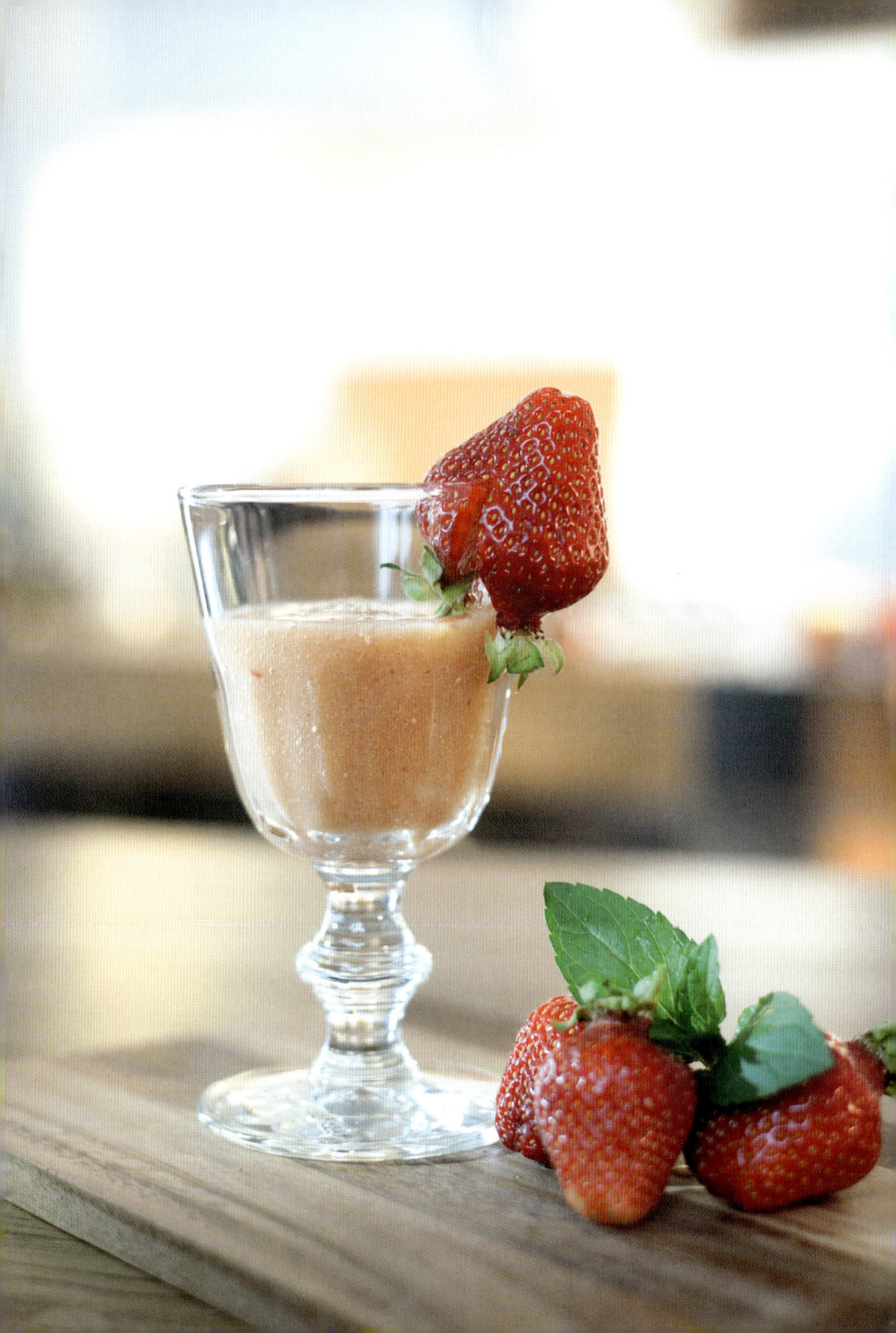

Happy New Year

Zutaten

1 Apfel
1–2 Bananen
3 Datteln, ohne Kerne
100 Gramm junger Spinat
  (*oder* grüner Salat)
1 Spritzer Orangensaft
etwas Sojajoghurt
klein gehackte Mandeln und
  Minzeblätter zur Dekoration

Zubereitung

Den Apfel gründlich waschen, vierteln und das Kerngehäuse entfernen. Dann mit den 3 Datteln sowie dem Spritzer Orangensaft und dem Sojajoghurt in den Mixer geben. Die Banane schälen, in Stücke schneiden und hinzufügen. Spinat (oder Salat) waschen, abtropfen lassen und zerkleinern. Alle Zutaten pürieren und in die vorbereiteten Dessertschälchen füllen.

Klein gehackte Mandeln darüberstreuen und ein Minzeblatt auf den Rand der Schälchen setzen.

Vitamin-Power-Dessert

Zutaten

1 Papaya
1 Kiwi
1 Banane
1 Avocado
50 Milliliter Kokosmilch
Kokosraspeln zur Dekoration

Zubereitung

Die Kiwi und die Banane schälen und in Stücke schneiden. Die Papaya halbieren, die Kerne entfernen und das Fruchtfleisch aus der Schale löffeln. Die Avocado ebenfalls halbieren, den Kern entfernen und das Fruchtfleisch mit einem Teelöffel aus der Schale heben. Alle Zutaten in den Mixer geben, die Kokosmilch dazugießen. (Falls Sie keine Kokosmilch zur Hand haben, können Sie auch Wasser verwenden.)

Das Dessert in Gläser füllen und Kokosraspeln darüberstreuen.

Sellerie, mal anders

Zutaten

1 Kiwi

1 Banane

1 Avocado

1 Blattstiele Staudensellerie

2 Teelöffel Chiasamen

50 Milliliter frisches Kokoswasser
   oder Kokosmilch

100 Milliliter Wasser

Kokosraspeln und Minzeblätter
   zur Dekoration

Zubereitung

Die Kiwi und die Banane schälen und in Stücke schneiden. Die Avocado halbieren, den Kern entfernen und das Fruchtfleisch mit einem Teelöffel aus der Schale heben. Den Staudensellerie waschen und in Stücke schneiden. Die Chiasamen in das Kokoswasser oder die Kokosmilch einrühren. Alle Zutaten in den Mixer geben, das Wasser darübergießen und das Ganze pürieren.

Kokosraspeln über das in Gläsern angerichtete Dessert streuen sowie ein Minzeblatt an den Glasrand stecken.

Sommerfrische

Zutaten

2 große Birnen

1 Banane

200 Gramm Erdbeeren, frisch oder
   tiefgefroren

200 Gramm Himbeeren, frisch
   oder tiefgefroren

Erdbeeren und gehackte
   Cashewkerne zur Dekoration

Zubereitung

Falls Sie tiefgefrorene Erd- und Himbeeren verwenden, lassen Sie diese vorab auftauen. Birnen gründlich waschen, vierteln und das Kerngehäuse herausschneiden. Banane schälen und zerkleinern. Obst und Beeren in den Mixer geben und pürieren.

Das Dessert in die vorbereiteten Dessertgläser geben, klein gehackte Cashewkerne darüberstreuen sowie eine Erdbeere an den Glasrand stecken.

Green Cream

Zutaten

1 kleine Honigmelone
1 Banane
2 Datteln, ohne Kerne
150 Gramm Spinat
50 Gramm Römersalat
2 Esslöffel Sesam, ungeschält
Honigmelonenstücke
   zur Dekoration

Zubereitung

Die Melone waschen, gegebenenfalls schälen und in Stücke schneiden. Die Banane ebenfalls schälen und vierteln. Salat und Spinat waschen, abtropfen lassen und zerpflücken. Alle Zutaten in den Mixer geben und gut pürieren.

Das Dessert anschließend in die vorbereiteten Gläser füllen und ein Stück Melone an den Glasrand stecken.

Roman Delight

Zutaten

2 Kiwis
1 Banane
100 Gramm Römersalat
3 Esslöffel Kokosraspeln
50 Milliliter Wasser
Kiwischeiben *oder* Minzeblätter
   zur Dekoration

Zubereitung

Die Kiwis und die Banane schälen und in Stücke schneiden. Römersalat waschen, abtropfen lassen und zerpflücken. Alle Zutaten in den Mixer geben, das Wasser dazugießen und das Ganze pürieren.

Eine ungeschälte Kiwischeibe oder ein frisches Minzeblatt an den Rand der Dessertgläser stecken.

Tipp Sie können je nach Lust und Laune zusätzlich noch Erdbeeren oder eine Papaya dazugeben. So verändert sich die Farbe des Desserts.

Green Coco

Zutaten

1 Orange
1 Banane
100 Gramm grüner Salat
2 Teelöffel Sesam, ungeschält
3 Esslöffel Kokosmus
Sesam zur Dekoration
eventuell 1 frisches Kräuterblatt
  zur Dekoration

Zubereitung

Die Orange schälen, filetieren und entkernen. Die Banane schälen und in Stücke schneiden. Den Salat gründlich waschen, abtropfen lassen und zerkleinern. Alle Zutaten in den Mixer geben und pürieren.

Das Dessert in die vorbereiteten Dessertgläser füllen und Sesam darüberstreuen. Nach Belieben mit einem frischen Kräuterblatt dekorieren.

Munter drauf los!

Zutaten

1 Banane
100 Gramm Waldbeeren,
  frisch *oder* tiefgefroren
2 Blattstiele Staudensellerie
50 Milliliter Kokoswasser *oder*
  Wasser
frische Kräuterblätter
  zur Dekoration

Zubereitung

Falls Sie tiefgefrorene Beeren verwenden, lassen Sie diese vorab auftauen. Die Banane schälen und vierteln. Staudensellerie waschen und in Stücke schneiden. Alle Zutaten in den Mixer geben, das (Kokos-)Wasser dazugeben und das Ganze pürieren.

Frische Kräuterblätter auf den Rand der Dessertgläser stecken.

Beeren-Glück

Zutaten

1 Apfel
1–2 Bananen
100 Gramm (Wald-)Beeren,
  frisch *oder* tiefgefroren
100 Gramm Feldsalat
etwas Wasser
Feldsalat- *oder* Minzeblätter sowie
  Waldbeeren zur Dekoration

Zubereitung

Falls Sie tiefgefrorene Beeren verwenden, lassen Sie diese vorab auftauen. Den Apfel gründlich waschen, vierteln und das Kerngehäuse herausschneiden. Die Bananen schälen und in Stücke schneiden. Feldsalat gründlich waschen. Alle Zutaten in den Mixer geben und fein pürieren.

In Dessertgläser füllen und mit 1 Minzeblatt und Beeren garnieren.

Blue Date

Zutaten

1 Orange
1 Banane
100 Gramm Blaubeeren,
  frisch *oder* tiefgefroren
1 Dattel, ohne Kern
1 Esslöffel geschälte
  Sonnenblumenkerne
1 Esslöffel Rosinen
  (über Nacht eingeweicht)
etwas Rosinen-Einweichwasser
frische Blaubeeren *oder*
  Minzeblätter zur Dekoration

Zubereitung

Falls Sie tiefgefrorene Beeren verwenden, lassen Sie diese vorab auftauen. Die Orange schälen, filetieren und entkernen. Die Banane schälen und in Stücke schneiden. Alle Zutaten in den Mixer geben und das Ganze pürieren.

Das Dessert in Gläser füllen und mit frischen Blaubeeren oder einem Minzeblatt garnieren.

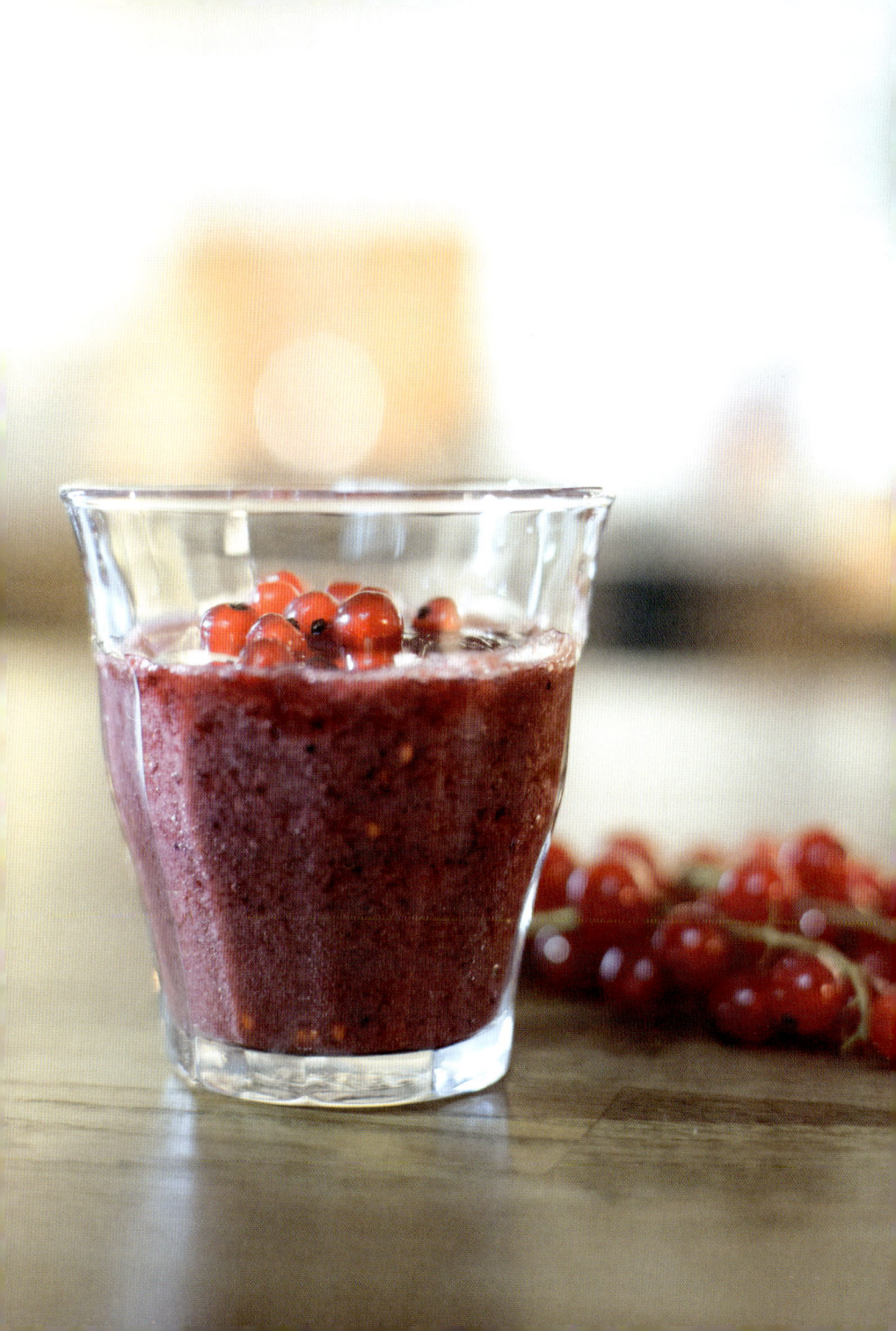

Anhang

Liste der Rezepte

Anmerkungen

1 J. McDougall: „Plant foods have a complete amino acid composition" in *Circulation*. 2002; 105(25):197.

2 Entnommen aus Katja Lührs: *Viva Veggie!*, Illustration: Kai Klimiont (www.klimiont.com)

3 M. Gaisbauer, A. Langosch: „Raw Food and Immunity" in *Fortschritte der Medizin* 108, Nr. 17 (10. Juni 1990), S. 338 ff.

4 H. Lehnert, J. Beyer, H. K. Biesalski; D. H. Hellhammer: „Bedeutung des zentralnervösen serotoninergen Systems für die Pathogenese der Adipositas", *Aktuelle Ernährungsmedizin* 16, 1991

5 Victoria Boutenko: *Green for Life*, S. 83 ff.

6 Siehe auch unter *www.dge.de/modules.php?name=News&file=article&sid=1019*

7 Dr. oec. troph. Edmund Semler, Unabhängige Gesundheitsberatung (UGB): „Sekundäre Pflanzenstoffe"; *www.ugb.de/ernaehrungsplan-praevention/sekundaere-pflanzenstoffe-bioaktive-substanzen*

8 Siehe Prof. Dr. med. Richard Béliveau; Dr. med. Denis Gingras: *Krebszellen mögen keine Himbeeren*, Abbildung 17

9 Siehe unter *www.orac-info-portal.de*

10 K. H. Dingley, E. A. Ubick, M. L. Chiarappa-Zucca et al.: „Effect of dietary constituents with chemopreventive potential on adduct formation of a low dose of the heterocyclic amines PhIP and IQ and phase II hepatic enzyme" in *Nutr Cancer*. 2003, 46(2), S. 212–221

11 Watzl/Leitzmann: *Bioaktive Substanzen*, S. 47

12 K. Chimploy, G. D. Diaz, Q. Li et al. (Linus Pauling Institute, Oregon State University): „E2F4 and ribonucleotide reductase mediate S-phase arrest in colon cancer cells treated with chlorophyllin" in *Int J Cancer*. 2009, 125(9), S. 2086–2094

13 J. C. Kephart: „Chlorophyll derivatives – their chemistry, commercial preparation and uses" in *Econ Bot*. 1955 (9), S. 3–38 / W. F. Bowers: „Chlorophyll in wound healing and suppurative disease" in Am J Surg. 1947 (73), S. 37–50 / E. B. Carpenter.: „Clinical experiences with chlorophyll preparations" in *Am J Surg*. 1949, (77), S. 167–171 / Burke & Golden: „A clinical evaluation of enzymatic debridement with papain-urea-chlorophyllin ointment" in *Am J Surg*. 1958 May, 95 (5), S. 828–842 / R. G. Smith: „Enzymatic debriding agents: an evaluation of the medical literature" in Ostomy Wound Manage. 2008, 54 (8), S. 16–34 (PubMed) / D. Weir, K. L. Farley: „Relative delivery efficiency and convenience of spray and ointment formulations of papain/urea/ chlorophyllin enzymatic wound therapies" in *J Wound Ostomy Continence Nurs*. 2006;33 (5), S. 482–490 (PubMed)

14 2004 *Physicians' Desk Reference*. 58th ed. Stamford: Thomson Health Care, Inc.; 2003

15 W. F. Bowers: „Chlorophyll in wound healing and suppurative disease" in *Am J Surg*. 1947 Jan, 73 (1), S. 37–50

16 Siehe auch Victoria Boutenko: *Grüne Smoothies* und *Green for Life*

17 Siehe Claus Leitzmann, Markus Keller: *Vegetarische Ernährung*, S. 33 f.

18 Siehe auch bei Dr. med. Ernst Walter Henrich: „Vegan. Die gesündeste Ernährung und ihre positiven Auswirkungen auf Klima- und Umweltschutz, Tier- und Menschenrechte" (Broschüre); *www. provegan.info*

19 Siehe auch bei Schweizerische Vereinigung für Vegetarismus (SVV): „Christentum, Bibel und Vegetarismus"; *www.vegetarismus.ch/info/19.htm*

20 Dr. med. Ernst Walter Henrich: „Vegan. Die gesündeste Ernährung und ihre positiven Auswirkungen auf Klima- und Umweltschutz, Tier- und Menschenrechte", a. a. O.

21 Dr. Kurt Schmidinger: „Alternativen zu Fleisch, Milch und Eiern – ein weltweiter Überblick über Möglichkeiten und konkrete Produkte"; *www.futurefood.org/VeggieWorld2013.pdf*

22 Dr. med. Ernst Walter Henrich: „Vegan. Die gesündeste Ernährung und ihre positiven Auswirkungen auf Klima- und Umweltschutz, Tier- und Menschenrechte", a. a. O.

23 Siehe auch „Landwirtschaft: Äcker könnten vier Milliarden Menschen mehr ernähren" in Spiegel online, 02.08.2013; *www.spiegel.de/wissenschaft/mensch/heutiges-ackerland-koennte-vier-milliarden-menschen-mehr-ernaehren-a-914457.html*

24 Ebd. und George Monbiot: *The Guardian*, Tuesday 24 December 2002; *www.guardian.co.uk/uk/2002/dec/24/christmas.famine*

25 Siehe International Panel for Sustainable Resource, Umweltprogramm der Vereinten Nationen (UNEP); *www.youtube.com/watch?v=g8jQ8OCMkFA* / International Panel for Sustainable Resorce Management des (UNEP), 2010: Assessing the Environmental Impacts of Consumption and Production und *www.unep.fr/shared/publications/pdf/DTIx1262xPA-PriorityProductsAndMaterials_Report.pdf*

26 WWF Deutschland 2009: „Der Wasser-Fußabdruck Deutschlands"; *www.wwf.de/fileadmin/fm-wwf/Publikationen-PDF/wwf_studie_wasserfussabdruck.pdf* / Nähere Informationen zum Wasserverbrauch bei der Herstellung der Waren bei Water Footprint: *www.waterfootprint.org/?page=files/home* / Albert Schweitzer Stiftung für unsere Umwelt: „Wasserverbrauch", *http://albert-schweitzer-stiftung.de/aktuell/professoren-gegen-massentierhaltung* / People for the Ethical Treatment of Animals, PeTA: „Umweltschützer"; *www.peta.de/web/home.cfm?p=4050* / World Watch Institute: Meat - Now It's Not Personal, S. 14; *www.worldwatch.org/system/files/EP174A.pdf* / Renato Pichler, Schweizerische Vereinigung für Vegetarismus.ch, *www.vegetarismus.ch/heft/2004-3/wasser.htm*

27 Food and Agriculture Organization of the United Nations (FAO): LIVESTOCK'S LONG SHADOW; *www.fao.org/docrep/010/a0701e/a0701e00.htm*

28 Worldwatch Institute, Robert Goodland and Jeff November/December 2009: „Livestock and Climate Change"; *www.worldwatch.org/files/pdf/Livestock%20and%20Climate%20Change.pdf*

29 Potsdam-Institut für Klimafolgenforschung, Pressemitteilung 2010: „Klimaschutz durch bewusste Ernährung"; *www.pik-potsdam.de/aktuelles/pressemitteilungen/archiv/2010/klimaschutz-durch-bewusste-ernaehrung* / Popp, A., et al., Food consumption, diet shifts and associated non-CO2 greenhouse gases from agricultural production. Global Environ. Change (2010), doi:10.1016/j.gloenvcha.2010.02.001; *http://dx.doi.org/10.1016/j.gloenvcha.2010.02.001*

30 Berliner Zeitung, 22.01.2009; *www.berliner-zeitung.de/archiv/buerger-sollen-wegen-klimawandel-auf-fleisch-verzichten-umweltamt-raet--nur-noch-sonntags-einen-braten,10810590,10615010.html*

31 WWF (World Wide Fund For Nature); *www.wwf.de/themen-projekte/waelder*

32 *www.regenwald.org/themen/palmoel/fragen-und-antworten*

33 *GEOkompakt* Nr. 33 – 12/2012: „Wie Tiere denken" / *GEO*, April 2013: „Was Sie über Tiere wirklich wissen sollten" / Iris Radisch: „Tiere sind auch nur Menschen" in *DIE ZEIT*, 12.08.2010 Nr. 33; *www.zeit.de/2010/33/Vegetarismus-Essay/komplettansicht* / Petra Steinberger: „Nicht Fisch! Nicht Fleisch! Ethik in der Ernährung" in *Süddeutsche Zeitung*, 17. Mai 2010, *www.sueddeutsche. de/leben/ethik-in-der-ernaehrung-nicht-fisch-nicht-fleisch-1.53590*

34 VEBU; Veggie Times, *http://vebu.de/attachments/vebu_vt_5_november.pdf*

35 cib/ddp, 09.11.2009, „Intelligenz: Schweine erkennen ihr Spiegelbild"; *www.spiegel.de/wissenschaft/natur/intelligenz-schweine-erkennen-ihr-spiegelbild-a-660191.html* / Donald M. Broom, Hilana Sena, Kiera L. Moynihan, Centre for Animal Welfare and Anthrozoology, Department of Veterinary Medicine, University of Cambridge, U. K.: „Pigs learn what a mirror image represents and use it to obtain information" in *Animal Behaviour*, 78 (5), November 2009, S. 1037–1041

36 Elke Bodderas: „Schweine sprechen ihre eigene Sprache und bellen" in Die Welt, 15.01.2012; *www.welt.de/wissenschaft/article13813590/Schweine-sprechen-ihre-eigene-Sprache-und-bellen.html*

37 People for the Ethical Treatment of Animals, (PeTA): „Das unbekannte Leben der Schweine"; *www.peta.de/schweine*

38 Claudia Füßler: „Das Schwein weiß um sein Ich" in Die Zeit, 05.06.2012; *www.zeit.de/wissen/ umwelt/2012-05/unterschaetztes-tier-schwein*

39 People for the Ethical Treatment of Animals, (PeTA): „Das Sozialleben der Kühe"; *www.peta.de/ web/das_sozialleben.498.html*

40 Siehe auch Dr. med. Ernst Walter Henrich: „Kuhmilch – Wachstumshormone" in Pro-Vegan-Newsletter, Ausgabe 18-2012, 5.10.2012; *www.provegan.info/newsletter/mailing-pro-vegan_2012_00018_lp.html* / Maria Rollinger: Milch besser nicht

41 Michael Breu: „Eine Gendatenbank für Schweine", Eidgenössische Technische Hochschule Zürich, 30.05.2003; *http://web.ethlife.ethz.ch/articles/sciencelife/genetpig.html; http://flexikon.doccheck.com/ de/* Mensch und „83 Prozent der Erbanlagen stimmen überein – Der Mensch ist fast eine Kuh" in Wiener Zeitung, 11.12.2000; *www.wienerzeitung.at/themen_channel/wissen/mensch/221067_Der-Mensch-ist-fast-eine-Kuh.html*

42 Will Kymlicka, Sue Donaldson: *Zoopolis*

43 Dr. Christian Müller: „Der wahre Mensch fühlt sich als Bruder der Geschöpfe. Tierethische Reflexionen in Albert Schweitzers Ethik der Ehrfurcht vor dem Leben"; *http://albert-schweitzer-stiftung.de/wp-content/uploads/pdf/schweitzer-vegetarisch.pdf*; Zitate von Albert Schweitzer, Albert Schweitzer Stiftung für unsere Mitwelt; *http://albert-schweitzer-stiftung.de/tierschutzinfos/ zitate-von-albert-schweitzer*

44 Alexandra Hostert: „Aus dem Plastik in den Körper. Sind Verpackungen gefährlich?" WDR, *Quarks & Co.; www.wdr.de/tv/quarks/sendungsbeitraege/2010/0511/005_lebensmittel.jsp* und Umweltbundesamt, Wien: „Phthalate: PVC-Weichmacher mit Gesundheitsrisiko";*www.umweltbundesamt.at/umweltsituation/schadstoff/schadstoffe_einleitung/pvcweichmacher/*

45 H. Schroeter et. al.: „Nutrition: milk and absorption of dietary flavanols" in *Nature* 2003 Dec 18; 426 (6968), S. 788

46 C. Gopalan et al.: *Nutritive value of Indian foods.* Hyderabad/India: National Institute of Nutrition, ICMR 1989

Literaturverzeichnis

Ernährung/Gesundheit

Cambell, Prof. Dr. T. Colin, und Thomas M. Campbell: *China Study. Die wissen-schaftliche Begründung für eine vegane Ernährung.* Verlag Systemische Medizin, Bad Kötzting und München 2011

Clement, Dr. Brian: *Wunderlebensmittel. Mit dem bewährten Hippocrates-Programm Lebenskraft tanken – für Gesundheit, Vitalität und Wohlbefinden.* Hans-Nietsch-Verlag, Emmendingen 2012

Dahlke, Dr. med. Ruediger: *Peace Food. Wie der Verzicht auf Fleisch und Milch Körper und Seele heilt.* Gräfe und Unzer Verlag, München 2011

Dahlke, Dr. med. Ruediger: *Peace Food. Das vegane Kochbuch.* Gräfe und Unzer Verlag, München 2013

Dahlke, Dr. med. Ruediger: *Unser Biogarten.* DVD. Scorpio Verlag, München 2013

Dahlke, Dr. med. Ruediger: *Mythos Erotik. Eine Lebenskraft tritt aus dem Schatten.* Scorpio Verlag, München 2013

Dahlke, Dr. med. Ruediger: *Krankheit als Symbol. Ein Handbuch der Psychosomatik. Symptome, Be-Deutung, Einlösung.* Bertelsmann Verlag, München 2007

Duve, Karen: *Anständig essen. Ein Selbstversuch.* Galiani Verlag, Berlin 2011

Eckmeier, Jérôme: *Vegan: tut gut – schmeckt gut!* Dorling Kindersley, London 2013

Esselstyn, Dr. med. Caldwell B.: *Prevent and Reverse Heart Disease: The Revolutionary, Scientifically Proven, Nutrition-based Cure.* Avery Publishing Group, New York 2008

Henrich, Dr. med. Ernst Walter, und Gabriele Lendle: *Ab jetzt vegan! Gesund essen OHNE tierische Produkte.* TRIAS Verlag, Stuttgart 2012

Fulkerson, Lee: *Gabel statt Skalpell. Gesünder leben.* DVD. Polyband Verlag, München 2012

Gaisbauer, M.; Langosch, A.: „Raw Food and Immunity", in *Fortschritte der Medizin* 108. Nr. 17. Verlag Springer Medizin, Urban & Vogel GmbH, München 1990, S. 338–340

Henrich, Dr. med. Ernst Walter: „Kuhmilch – Wachstumshormone", in *Pro-Vegan-Newsletter.* Ausgabe 18/2012, 5.10.2012. Dr. med. Henrich ProVegan Stiftung, Freienbach 2012

Hildmann, Attila: *Vegan For Fun. Junge vegetarische Küche.* Becker Joest Volk Verlag, Hilden 2011

Hildmann, Attila: *Vegan Forever Young. Schlanker, gesünder und messbar jünger.* Becker Joest Volk Verlag, Hilden 2013

Lührs, Katja: *Viva Veggie! Optimale Ernährung für alle.* Hans-Nietsch-Verlag, Emmendingen 2011

Kirk, Mimi: *Rohköstlich leben. Eine praktische Einführung in die Rohkost-Küche mit 120 Rezepten für Gesundheit und zeitlose Schönheit.* Hans-Nietsch-Verlag, Emmendingen 2012

Leitzmann, Prof. Dr. rer. nat. Claus, und Dr. rer. nat. Markus Keller: *Vegetarische Ernährung.* Eugen Ulmer Verlag, Stuttgart 2010

Monbiot, George: „Why vegans were right all along", in *The Guardian*, Guardian News & Media Ltd, London 2002; *www.guardian.co.uk/uk/2002/dec/24/christmas. famine*

Moschinski, Björn: *hier & jetzt vegan. Marktfrisch einkaufen, saisonal kochen.* Südwest Verlag, München 2013

Rollinger, Maria: *Milch besser nicht. Ein kritisches Lesebuch.* JOU-Verlag, Erfurt 2011

Rothkranz, Markus: *Heile dich selbst. Das Handbuch für alle, die gesund, glücklich und lange leben wollen.* Hans-Nietsch-Verlag, Emmendingen 2010

Robbins, John: *Gesund bleiben bis 100. Wissenschaftlich erforschte Geheimnisse eines langen und glücklichen Lebens.* Hans-Nietsch-Verlag, Emmendingen 2012

Robbins, John: *Letzter Ausweg vegan. Warum wir eine Ernährungsrevolution brauchen, um unsere Zukunft zu bewahren.* Hans-Nietsch-Verlag, Emmendingen 2012

Rütting, Barbara: *Vegan & vollwertig. Meine Lieblingsmenüs für Frühling, Sommer, Herbst und Winter.* Nymphenburger Verlag, München 2013

Barbara Rütting: *Was mir immer wieder auf die Beine hilft.* Nymphenburger Verlag, München 2012

Silverstone, Alicia: *Meine Rezepte für eine bessere Welt. Bewusst genießen, schlank bleiben und die Erde retten, mit 120 veganen Rezepten.* Goldmann Arkana, München 2011

Stone, Gene: *Gabel statt Skalpell. Gesund durch Ernährung auf pflanzlicher Grundlage.* Scorpio Verlag, München 2013

Wignall, Judita: *Going raw. Wie Sie Ihre Ernährung erfolgreich auf Rohkost umstellen und damit Ihr Leben bereichern.* Hans-Nietsch-Verlag, Emmendingen 2012

Wignall, Judita: *Raw & Simple. Pfiffige Rohkostgerichte – einfach & schnell zubereitet und dabei unglaublich lecker.* Hans-Nietsch-Verlag, Emmendingen 2013

Idealgewicht

Boutenko, Victoria: *Green For Life. Grüne Smoothies nach der Boutenko-Methode.* Hans-Nietsch-Verlag, Emmendingen 2009

Hildmann, Attila: *Vegan For Fit. Vegetarisch und cholesterinfrei zu einem neuen Körpergefühl.* Becker Joest Volk Verlag, Hilden 2013

Lehnert, H.; Beyer, J.; Biesalski, H. K.; Hellhammer, D. H.: „Bedeutung des zentralnervösen serotoninergen Systems für die Pathogenese der Adipositas", in *Aktuelle Ernährungsmedizin.* Ausgabe 16. Georg Thieme Verlag, Stuttgart 1991

Vitamine/sekundäre Pflanzenstoffe

Béliveau, Prof. Dr. med. Richard, und Dr. med. Denis Gingras: *Krebszellen mögen keine Himbeeren. Nahrungsmittel gegen Krebs. Das Immunsystem stärken und gezielt vorbeugen.* Kösel-Verlag, München 2009

Boone, Lauri: *Das große Buch der Superfoods. Pflanzliche Supernahrung von Avocado bis Weizengras. Für Gesundheit, Leistungsfähigkeit und das persönliche Wohlfühlgewicht.* Hans-Nietsch-Verlag, Emmendingen 2013

Leitzmann, Prof. Dr. rer. nat. Claus, und Dipl. oec. Troph. Kathi Dittrich: *Bioaktive Substanzen. Pflanzenpower für das Immunsystem.* MVS Medizinverlage, Stuttgart 2003

Deutsche Gesellschaft für Ernährung (Hrsg.): „Sekundäre Pflanzenstoffe und ihre Wirkung auf die Gesundheit. Eine Aktualisierung anhand des Ernährungsberichts 2008", in *DGEinfo*, Beilage zur Ernährungs-Umschau. Ausgabe 01/2010. Umschau Zeitschriftenverlag, Bonn 2010

Kräuter, Wildkräuter und essbare Blüten

Bühring, Ursel: *Praxis-Lehrbuch der modernen Heilpflanzenkunde. Grundlagen, Anwendungen, Therapie.* Sonntag-Verlag, Stuttgart 2005

Fleischhauer, Steffen Guido, Jürgen Guthmann und Roland Spiegelberger: *Essbare Wildpflanzen.* AT Verlag, Aarau (Schweiz) 2007

Paume, Marie-Claude: *Grün, wild und schmackhaft – lebendige Nahrung gratis aus der Natur.* Hans-Nietsch-Verlag, Emmendingen 2011

Chlorophyll

Boutenko, Victoria: *Green For Life. Grüne Smoothies nach der Boutenko-Methode.* Hans-Nietsch-Verlag, Emmendingen 2009

Boutenko, Victoria: *Grüne Smoothies. Lecker, gesund & schnell zubereitet.* Hans-Nietsch-Verlag, Emmendingen 2010

Clement, Dr. Brian: *Wunderlebensmittel. Mit dem bewährten Hippocrates-Programm Lebenskraft tanken – für Gesundheit, Vitalität und Wohlbefinden.* Hans-Nietsch-Verlag, Emmendingen 2012

Guth, Dr. med. Christian, und Burkhard Hickisch: *Grüne Smoothies. Die supergesunde Mini-Mahlzeit aus dem Mixer.* Gräfe und Unzer Verlag, München 2013

Leitzmann, Prof. Dr. rer. nat. Claus, und Dr. rer. nat. Markus Keller: *Vegetarische Ernährung.* Eugen Ulmer Verlag, Stuttgart 2010

Mutter, Dr. med. Joachim: *Grün essen! Die Gesundheitsrevolution auf ihrem Teller.* VAK Verlag, Kirchzarten bei Freiburg 2012

Popp, Prof. Dr. Fritz-Albert: *Die Botschaft der Nahrung. Unsere Lebensmittel in neuer Sicht.* Zweitausendeins, Frankfurt am Main 2005

Popp, Prof. Dr. Fritz Albert: Biophotonen. *Neue Horizonte in der Medizin.* Haug Verlag, Stuttgart 2006

Watzl, Dr. Bernhard, und Prof. Dr. rer. nat. Claus Leitzmann: *Bioaktive Substanzen in Lebensmitteln.* Hippokrates Verlag, Stuttgart 1999

Dingley, K. H.; Ubick, E. A.; Chiarappa-Zucca, M. L.; et al.: „Effect of dietary constituents with chemopreventive potential on adduct formation of a low dose of the heterocyclic amines PhIP and IQ and phase II hepatic enzymes", in *Nutrition and Cancer.* 46(2), 2003, S. 212–221

Chimploy K.; Diaz G. D.; Li, Q., et al. (Linus Pauling Institute, Oregon State University): „E2F4 and ribonucleotide reductase mediate S-phase arrest in colon cancer cells treated with chlorophyllin", in *International Journal of Cancer.* 125(9), 2009, S. 2086–2094

Kephart, J. C.: „Chlorophyll derivatives – their chemistry, commercial preparation and uses", in *Economic Botany.* 9, 1955, S. 3–38

Bowers, W. F.: „Chlorophyll in wound healing and suppurative disease", in *American Journal of Surgery.* 73, 1947, S. 37–50

Carpenter, E. B.: „Clinical experiences with chlorophyll preparations", in *American Journal of Surgery.* 77, 1949, S. 167–171

Burke, J. F.; Golden, T. A.: „A clinical evaluation of enzymatic debridement with papain-urea-chlorophyllin ointment", in *American Journal of Surgery*. 95(5), 1958, S. 828–842

Smith, R. G.: „Enzymatic debriding agents: an evaluation of the medical literature", in *Ostomy Wound Management*. 54(8), 2008, S. 16–34

Weir, D.; Farley, K. L.: „Relative delivery efficiency and convenience of spray and ointment formulations of papain/urea/chlorophyllin enzymatic wound therapies", in *Journal Wound Ostomy Continence Nursing*. 33(5), 2006, S. 482–490

2004 Physicians' Desk Reference, 58. Edition. Thomson Health Care Inc., Stamford, 2003 Bowers, W. F.: „Chlorophyll in wound healing and suppurative disease", in *American Journal of Surgery*. 73(1), 1947, S. 37–50

Umwelt/Tierschutz

Donaldson, Sue, und Will Kymlicka: Zoopolis. *Eine politische Theorie der Tierrechte*. Suhrkamp Verlag, Berlin 2013

Foer, Jonathan Safran: *Tiere essen*. Kiepenheuer & Witsch, Köln 2010

Füßler, Claudia: „Das Schwein weiß um sein Ich", *Zeit Online*, 05.06.2012: *www.zeit.de/wissen/umwelt/2012-05/unterschaetztes-tier-schwein*

Henrich, Dr. med. Ernst Walter: „Vegan. Die gesündeste Ernährung und ihre positiven Auswirkungen auf Klima- und Umweltschutz, Tier- und Menschenrechte". Dr. med. Henrich ProVegan Stiftung, Freienbach (Schweiz) 2012

Hostert, Alexandra: *Aus dem Plastik in den Körper. Sind Verpackungen gefährlich?* WDR, Quarks & Co.; *www.wdr.de/tv/quarks/sendungsbeitraege/2010/0511/005_lebensmittel.jsp*

Radisch, Iris: „Tiere sind auch nur Menschen", in *Die Zeit,* Nr. 33, 12.08.2010: *www.zeit.de/2010/33/Vegetarismus-Essay/komplettansicht*

Rollinger, Maria: *Milch besser nicht. Ein kritisches Lesebuch*. JOU-Verlag, Erfurt 2011

Rütting, Barbara: *Wo bitte geht's ins Paradies? Burnout einer Abgeordneten und Neuanfang*. Herbig Verlag, München 2010

Steinberger, Petra: „Nicht Fisch! Nicht Fleisch!, Ethik in der Ernährung", in *Süddeutsche Zeitung,* 17. Mai 2010; *www.sueddeutsche.de/leben/ethik-in-der-ernaehrung-nicht-fisch-nicht-fleisch-1.53590*

Umweltbundesamt: „Phthalate: PVC-Weichmacher mit Gesundheitsrisiko", Wien; *www.umweltbundesamt.at/umweltsituation/schadstoff/schadstoffe_einleitung/ pvcweichmacher*

Weizsäcker, Prof. Dr. Ernst Ulrich von, und United Nations and European Commission: „Save Our Planet. Shift toward vegan diet to save the Earth": *www.youtube.com/watch?v=g8jQ8OCMkFA*

World Watch Institute: „Meat – Now It's Not Personal", in *World Watch Magazine*, Washington 2004; *www.worldwatch.org/system/files/EP174A.pdf*

Wichtige Adressen

Pflanzliche/vegane Ernährung
Das Portal rund um die pflanzliche
Ernährung für Gesundheit, Umwelt
und Tierschutz mit Tipps und Rezepten
der Autorinnen Katja Lührs und Beate
Förster
www.vivaveggie.net

Dr. med. Ruediger Dahlke
Arzt, Psychotherapeut, Autor
www.dahlke.at
www.peacefood.org

TamanGa am Labitschberg
Dr. Ruediger Dahlke Gesundheitsresort
& Seminarzentrum
mit „Peace Food"-Restaurant
Samerweg
A-8462 Gamlitz
Telefon 0043-(0)3453-33 600
www.taman-ga.at

Dr. med. Ernst Walter Henrich
Dr. med. Henrich ProVegan Stiftung
Steinhaabe 5
CH-8807 Freienbach
www.provegan.info
Dr. med. Ernst Walter Henrich:
in Pro-Vegan-Newsletter
Dr. med. Henrich ProVegan Stiftung
www.provegan.info/newsletter/
mailing-provegan_2012_00018_lp.html

Vegetarierbund Deutschland e. V.
(VEBU)
Genthiner Straße 48
D-10785 Berlin
Telefon 030 20050799
info@vebu.de
www.vebu.de

Schweizerische Vereinigung für
Vegetarismus (SVV)
Niederfeldstr. 92
CH-8408 Winterthur
Tel.: +41 (0)71/477 33 77
www.vegetarismus.ch
E-Mail: *svv@vegetarismus.ch*

Antioxidantien und Orac-Werte
www.orac-info-portal.de

Tierschutz
Albert Schweitzer Stiftung für unsere
Umwelt
Reinhardtstraße 3
D-10117 Berlin
www.albert-schweitzer-stiftung.de

PeTA (People for the Ethical Treatment
of Animals)
Benzstraße 1
D-70839 Gerlingen
www.peta.de
www.facebook.com/PeTADeutschland

Tierschutzstiftung Hof Butenland
Niensweg 1
D-26969 Butjadingen
www.stiftung-fuer-tierschutz.de
www.facebook.com/HofButenland

Sternenhof
Herbert-Denk-Tierschutz-Stiftung
Haid 6
D-94060 Pocking bei Bad Füssing

Gut Aiderbichl Stiftung Österreich
(gemeinnützige Privatstiftung)
Johannes-Filzer-Straße 5
A-5020 Salzburg
www.gut-aiderbichl.de

Rüsselheim e.V.
Tierschutzverein – für einen respekt-
vollen Umgang mit Schweinen
Hauptstraße 22
D-86695 Allmannshofen
Tel.: 0 82 73/9 98 69 27
www.ruesselheim.com
E-Mail: *ruesselheim@freenet.de*

Barbara Rütting:
www.barbara-ruetting.de

Umweltschutz
Öko-Test
www.oekotest.de

Verein SOS-Regenwald
Richard Weixler
Aichbergstr. 48
A-4600 Wels
Tel. 0043 (0) 72 42/6 66 92
E-Mail: *office@sos-regenwald.at*
www.sos-regenwald.at

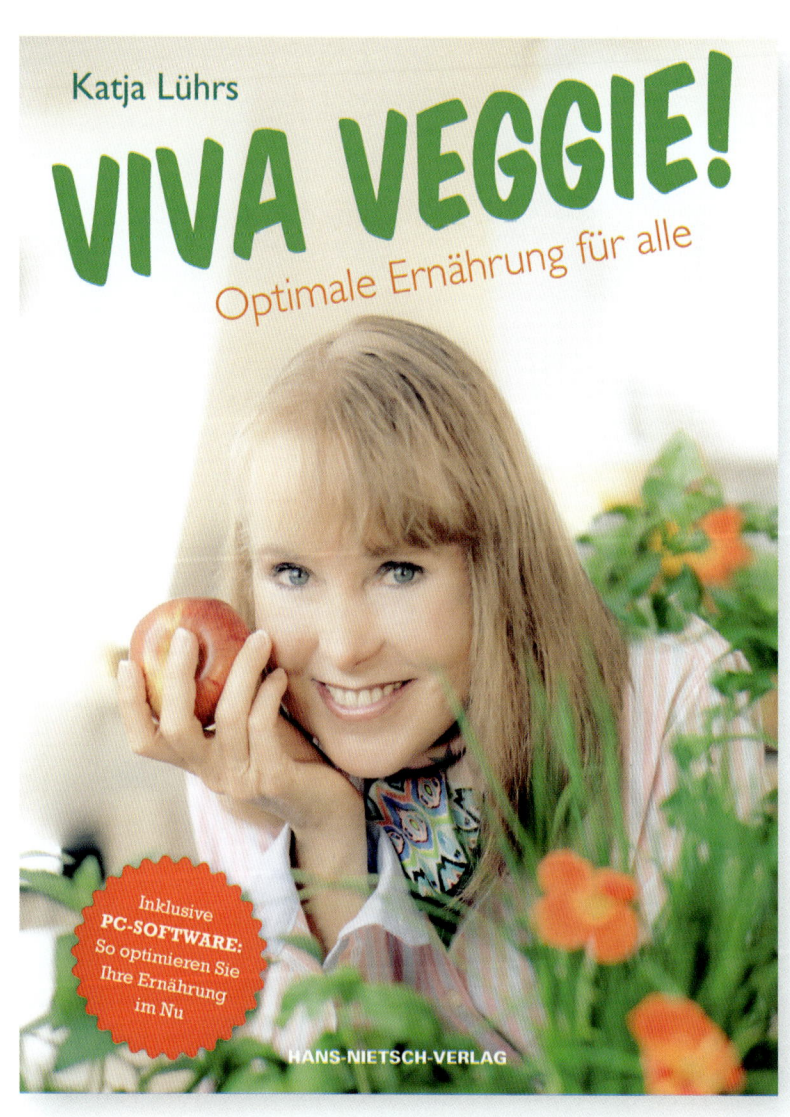

Katja Lührs

VIVA VEGGIE!

Optimale Ernährung für alle

Inklusive
PC-SOFTWARE:
So optimieren Sie
Ihre Ernährung
im Nu

HANS-NIETSCH-VERLAG

www.nietsch.de

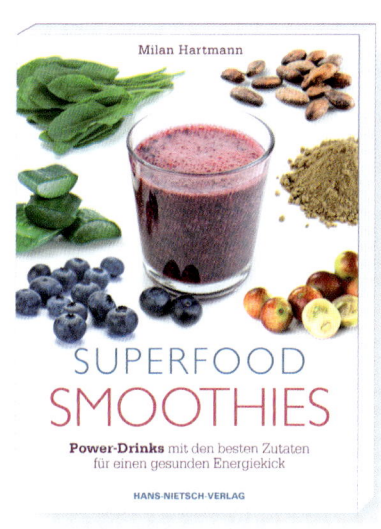

Milan Hartmann

SUPERFOOD
SMOOTHIES

Power-Drinks mit den besten Zutaten
für einen gesunden Energiekick

HANS-NIETSCH-VERLAG

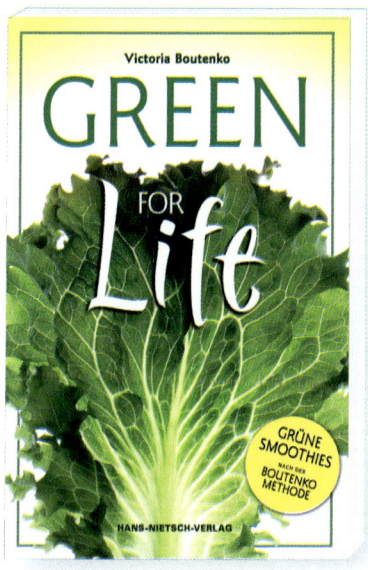

Victoria Boutenko

GREEN
FOR
Life

GRÜNE
SMOOTHIES
NACH DER
BOUTENKO
METHODE

HANS-NIETSCH-VERLAG

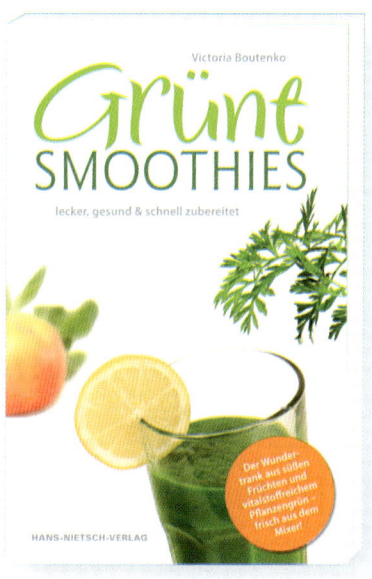

Victoria Boutenko

Grünt
SMOOTHIES

lecker, gesund & schnell zubereitet

Der Wunder-
trank aus süßen
Früchten und
vitalstoffreichem
Pflanzengrün ...
frisch aus dem
Mixer!

HANS-NIETSCH-VERLAG

www.nietsch.de

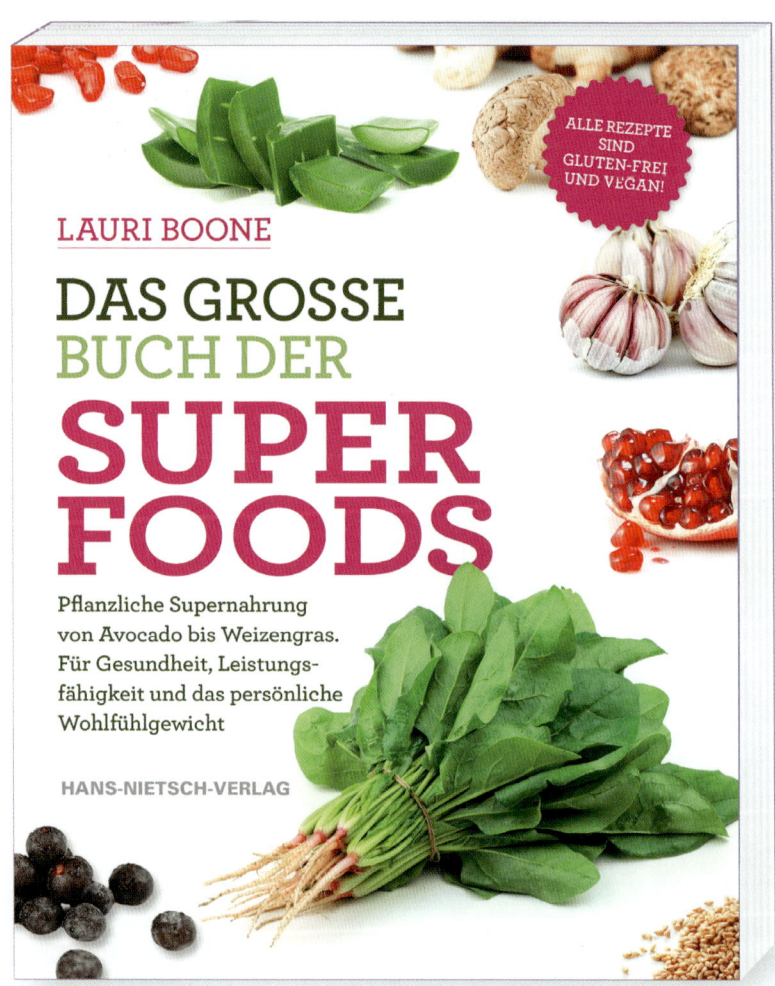

ALLE REZEPTE
SIND
GLUTEN-FREI
UND VEGAN!

LAURI BOONE

DAS GROSSE
BUCH DER
SUPER
FOODS

Pflanzliche Supernahrung
von Avocado bis Weizengras.
Für Gesundheit, Leistungsfähigkeit und das persönliche
Wohlfühlgewicht

HANS-NIETSCH-VERLAG

www.nietsch.de